U0227465

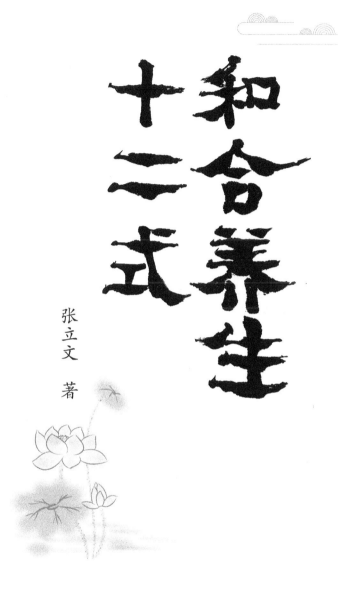

十二式 和合养生

张立文 著

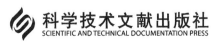

科学技术文献出版社
SCIENTIFIC AND TECHNICAL DOCUMENTATION PRESS

·北京·

图书在版编目（CIP）数据

和合养生十二式 / 张立文著. —北京：科学技术文献出版社，2022.6
ISBN 978-7-5189-9227-0

Ⅰ. ①和… Ⅱ. ①张… Ⅲ. ①养生（中医）②健身运动 Ⅳ. ① R212 ② R161.1

中国版本图书馆 CIP 数据核字（2022）第 093339 号

和合养生十二式

策划编辑：李 蕊 责任编辑：李 蕊 赵 斌 责任校对：张永霞 责任出版：张志平

出 版 者	科学技术文献出版社	
地 址	北京市复兴路15号 邮编 100038	
编 务 部	(010) 58882938，58882087（传真）	
发 行 部	(010) 58882868，58882870（传真）	
邮 购 部	(010) 58882873	
官 方 网 址	www.stdp.com.cn	
发 行 者	科学技术文献出版社发行 全国各地新华书店经销	
印 刷 者	北京虎彩文化传播有限公司	
版 次	2022 年 6 月第 1 版 2022 年 6 月第 1 次印刷	
开 本	710×1000 1/16	
字 数	73千	
印 张	6	
书 号	ISBN 978-7-5189-9227-0	
定 价	26.00元	

自　序

孙思邈在《备急千金要方·养性序第一》中说："天地之性，惟人为贵，人之可贵，莫贵于生。"人是天地间最宝贵的，人的可贵，就在于有生命。生命之所以最需珍惜，在于人的生命是服务社会、国家和进行创造的本钱，是实现个人价值理想的资本。如此，人必须有健康的身体。曹操在《龟虽寿》（《神龟虽寿》）中说："盈缩之期，不但在天；养怡之福，可得永年。"身体的健康，生命的长短，不完全决定于自然，恬淡地修养身心，可以延年益寿。

如何保养身体和延年益寿呢？古人认为：天有三宝：日、月、星；人有三宝：精、气、神。张介宾说："精盈则气盛，气盛则神全，神全则身健，身健则病少。"精、气、神作为人体生命和长寿的基础，必须精心调养。保持人体生命活动的"精"的充盈，人体内五脏六腑，各经络流动的真气就会旺盛；真气旺盛，精神就全满；精神全满，身体就健康；身体健康，疾病就少。养生的当务之急，就在于培养精、气、神。养精，要关注呼吸的吐故纳新，精是身体的宝贝、精神的根本；养气是养生的重要条件，是人体生命的根本，培养真气，必然长寿；养神才能身体平安而长寿。王充在《论衡》中说："人以精神为寿命，精神不伤则寿命长而不死。"人的养心就在于凝聚精神，精神凝聚了，人的真气也会汇聚；真气汇聚了，就有了健全的身体。精、气、神三宝不可缺一，三宝互动融合，养气、聚精、会神，是人体养生的大法。

古代帝王如秦始皇、汉武帝等，千方百计外求长生不老之药，而不内求培养精、气、神，都选错了方向。《永乐大典》记载："故善服药者，不如善保养。"内以保养，才是养生的正道。中华民族的思想家、哲学家基本都注重养生，儒家孔子讲"仁者寿"，孟子讲"养心莫善于寡欲"，《中庸》讲"大德必得其寿"。荀子讲"血气刚强，则柔之以调和"，认为养德是养生的第一要义，突显养生与道德的关系。道家讲全性葆真，长生不老。《庄子·养生主》讲，人的养生要"游于空虚之境"，清心寡欲；"顺乎自然之理"，遵循自然的法则。《管子》讲："起居时，饮食节，寒暑适，则身利而寿命益。"强调日常起居要定时，饮食要节制，寒热要适宜，这样才能身体好而寿命长。后来的董仲舒、王充、韩愈、柳宗元都讲到与养生有关的话题。宋明理学家周敦颐、邵雍亦讲究养生。朱熹化名"崆峒道士邹䜣"为讲修仙炼丹之道的《周易参同契》作考异，又作《阴符经考异》。王守仁"偶闻道士谈养生，遂有遗世入山之意"。他筑室绍兴阳明洞，行神仙引导之术，遂有"先知"的功能，据《阳明先生年谱》记载："一日坐洞中，友人王思舆等四人来访，方出五云门，先生即命仆迎之，且历语其来迹，仆遇诸途，与语良合。众惊异，以为得道。"朝鲜李朝朱子学大家李退溪自编一套气功功法。中华民族哲学家讲求心性修养，与佛教、道教相通，王夫之在融合儒、释、道三教中，也讲养生、长寿之法，自创"七然"养生法（处世坦然、处事断然、处人蔼然、自处超然、得意淡然、失意泰然、无事悠然）。之所以如此，是因为中华民族哲学归根到底是人学，其反思对象是以人为核心的生存世界、意义世界和可能世界。就此而言，和合养生十二式亦是中华民族传统哲学精神的继承和创新。

和合养生十二式关于和合哲学理论思维、和合养生十二式的哲学指导原理的论述，是为了提升功法的理性精神和价值理想的高度，和合养生十二式作为和合学的"用"，与和合学之"体"，是"体用一源"的。体是用的指导和支撑，用是体的体现和表现。体用合观、心体澄明、功用开显，是人和天和、人乐天乐的和合之域，如莲花呈现。《和合哲学论》曾说："和合学给人营造身体健康、心理健康、道德健康、社会健康、文明健康、自然健康的安身立命之所，化解身体病态、心理病态、道德病态、

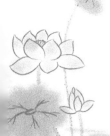

社会病态、文明病态、自然病态的冲突和危机，所带来的种种苦。"给人以终极关切和精神家园的慰藉。

　　本书虽由我署名撰写，但与众博士弟子的努力分不开，陈欣雨博士补充资料，并参与撰写文稿，李勇强博士摄影照相，方国根和段海宝编审运作出版等。感谢科学技术文献出版社丁坤善副社长和他带领的团队，他们慧眼识珠、认真严谨的精神令我感佩，没有他们的督促和运作，此书是不可能面世的。读者若学了和合养生十二式有所收获和心得，应感谢他们所付出的精力和心血。

张立文

2021 年 4 月 1 日

于中国人民大学孔子研究院

目　录

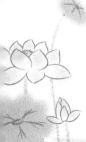

一、和合养生十二式定义

和合养生十二式是一套吸天地万物生机之精英，摄龙、鹿、龟、鹤、狮等动物长寿健体之秘诀，纳儒、释、道三教健身养生文化之精华的养生法，是一种身心锻炼功夫。

人妙凝天地的精英，汇聚阴阳五行的秀气，所以人是天地万物中最灵、最贵的。作为最灵、最贵的人，在仰观天文、俯察地理，以类万物生机之情中，体认到天人合一的要义。从孔子"五十而知天命"，孟子"尽心、知性、知天"和"存心、养性、事天"中，体认到"万物皆备于我"的深刻意蕴。朱熹把"万物皆备于我"理解为"天地万物本吾一体"，陆九渊便解释为"宇宙内事乃己分内事，己分内事乃宇宙内事"，"宇宙便是吾心，吾心即是宇宙"。人与天地万物是联通的，所以二程说："一人之心即天地之心。"天地的大宇宙与人的小宇宙是一体的，是我分内事。这样人便可吸收天地万物生机的精华，探析龙、鹿、龟、鹤、狮等动物长寿健体的奥秘，为人所运用享受。

和合养生十二式是以"打破砂锅问到底"的精神，求索龙、鹿、龟、鹤、狮五种动物之所以长寿强壮的秘诀，而不是简单地模仿此五种动物的动作。《三国志·华佗传》所载"五禽戏"："吾有一术，名五禽之戏，一曰虎，二曰鹿，三曰熊，四曰猿，五曰鸟。"虽为模仿五种动物的动作，但亦为古代气功的导引术，"除疾，兼利蹄足，以当导引"。郭沫若在《奴隶制时代·行气玉佩铭》中说："古人所说的道（导）引，即今人所说的气功。"古代导引又称道行，导与道古通用。《庄子·刻意》记载："吹响呼吸，吐故纳新，熊经鸟伸，为寿而已矣。此道引之士，养形之人，彭祖寿考者之所好也。"导引一般来说，包括静功、动功，也有仅指动功的。唐释慧琳《一切经音义》卷十八载："凡人自摩自控，伸缩手足，除劳去烦，名为导引。"导引之道，虽名目繁多，但务必身安气定，屈伸有节，俛仰祥和，或祛除将生的重病，或攻治已结的笃疾，效果显著。和合养生十二式动中有静，静中有动，神静意动，身动心静，自然而然，无物无我。

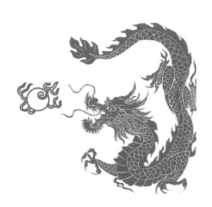

龙 中华民族的图腾，古代传说中的灵异神物，亦乃万兽之首。在人们的传统观念中龙为一种吉祥物，是祥瑞的象征。它是炎黄子孙数千年来所敬畏崇拜的神物，其能量无边、神通广大。

最具有代表性的是华夏民族的先祖圣帝均与龙有着紧密的联系。首先是他们为龙所生。如《竹书纪年》首句言及黄帝轩辕氏"母曰附宝，见大电绕北斗枢星，光照郊野，感而孕，二十五月而生帝于寿丘"（此条又见《宋书》卷二十七符瑞上）。《竹书纪年》记载尧的出生："帝尧陶唐氏，母曰庆。梦金龙感之，孕十四月而生尧。"晋王嘉《拾遗记》卷九载："壁上刻为三皇之像：天皇十三头，地皇十一头，人皇九头，皆龙身。"《太平广记》卷四百一十八引王嘉《拾遗记》，认为孔子的出生与龙有关："孔子当生之夜，二苍龙亘天而下，来附徵在之房，因而生夫子。"

除了述说皇帝为龙所生或具龙身外，就是说皇帝与龙关系密切，《山海经》记载："南方祝融，兽身人面，乘两龙""大乐之野，夏后启于此儛九代；乘两龙，云盖三层""西方蓐收，左耳有蛇，乘两龙"；"东方句芒，鸟身人面，乘两龙"。

此外，对神山、神水的描述也多用龙来体现，在《山海经》那些山或"其状如人面而龙"或"其神状皆人身龙首"或"其状如龙骨"或"其神状皆马身而龙首"。认为用"龙"之状态来描述其山或其水，是对此山此

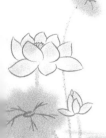

水神秘色彩的最好比喻。

龙能走能飞亦能水，能隐能现亦能变，既能"或跃在渊"，在深渊中潜隐，又能"见龙在田"，在陆地上方显，还能"飞龙在天"，在天空遨游。《管子·水地》记载，龙"欲小则化为蠋，欲大则藏于天下。欲上则凌于云气，欲下则入于深泉。变化无日，上下无时"。龙所以神通广大，是它能呈S型的流线型游动，在水中以最大面积依托水的浮力，在空中以最大面积依托空气的载力。龙的游动，使整个骨骼的各个关节在游动中得以活动，故模仿其象。圣人兴起文明之始端，《皋陶谟》："余欲观古人之象，日月星辰山龙，华虫作绘。"《左传·昭公十七年》："太皞氏以龙纪，故为龙师而龙名。"从而可以看出，龙在传统文化中影响深远。

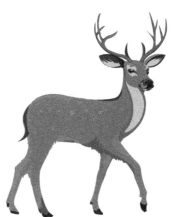

鹿 动物中强健的象征，四肢细长，跑得很快，尾巴短。《周易》中讲道："即鹿无虞，惟入于林中。君子几，不如舍。"《诗经·小雅·鹿鸣》："呦呦鹿鸣，食野之苹。"

关于鹿，在很早到时候，就已经将其作为补品和药物进行介绍。在马王堆汉墓出土的《五十二病方》中就有关于使用鹿角、鹿角胶和鹿肉的处方："以堇一阳筑封之，即燔鹿角，以弱（溺）饮之"；"煮鹿肉若野彘肉，食之"。而成书于先秦时期的《神农本草经》对鹿茸、鹿角及鹿角胶的性味、功效等做了详细的论述，如在"白胶"中言到"味甘，平。主伤中劳绝，腰痛，羸瘦，补中益气，妇人血闭无子，止痛、安胎。久服轻身延年"。对于鹿角胶，古代典籍中也多有记载。《名医别录》曰："生云中，煮鹿角作之。"《说文》云："胶，昵也，作之以皮。"《考工记》云："鹿胶青白，牛胶火赤。郑云：皆谓煮，用其皮，或用角。"认为鹿角对女子补血益气、养生

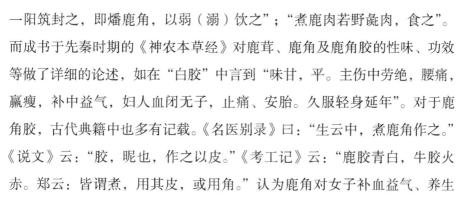

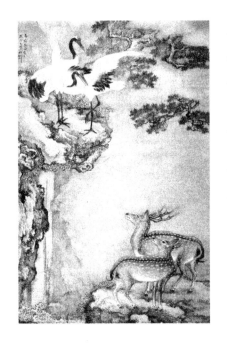

延年有很好的作用。又在《元参》中"一名鹿腹……案《广雅》云：鹿肠，元参也。"在《本草纲目》中仅关十鹿的药目已经增至二十多种，认为鹿茸、鹿鞭、鹿胎、鹿血、鹿心、鹿肾、鹿筋、鹿肉、鹿骨等均可入药，具有很高的药用价值和养生、保健功能。

而鹿强健的秘诀，就在于它的短尾巴不断拍其屁股，一拍屁股肛门一紧缩，即不断地提肛。雄鹿的嫩角在未成硬骨时，带有茸毛，含血液，叫鹿茸，是一种名贵的中药材，有滋补强壮的药效。其功用见后。

龟 其腹背有硬甲，头尾四肢能缩入甲内，非常耐饥渴，寿命很长。我国古籍《史记》《春秋》《庄子》等有关几百岁长寿龟的记载很多，不胜枚举。《礼记·礼运》以龟与麒麟、凤凰、龙为"四灵"。《周易》中言及"舍尔灵龟"，乌龟位居其首，号曰"龟千岁"。龟千岁能言，所以有灵龟、神龟的称呼。《左传·僖公四年》载："筮短龟长，不如从长。"以灼龟甲进行占卜，灼龟甲所见的坼裂的纹理，以示吉凶祸福；人的呼吸调息如龟，不

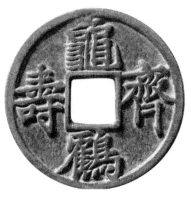

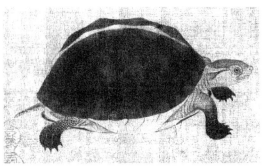

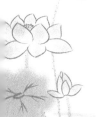

饮不食而能长生，称为龟息；古人以人活到百岁以上为龟龄。龟的长寿秘诀还在于头部的不断伸缩，而带动内脏各部分的调息运动，以至不饮不食亦能保持活力。而在《神农本草经·本经》里将龟甲列为上药之上品，主治主漏下赤白、破症瘕、疟、五痔、阴蚀、湿痹、四肢重弱、小儿囟不合等疾病。可见，龟作为一种长寿的动物代表，一直被人们赋予美好期许。

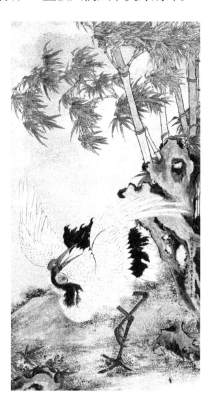

鹤 鹤头小，修颈长脚，羽毛白色或灰色，身姿秀丽，举动优雅，行止有节，是长寿的象征。《周易》："鸣鹤在阴，其子和之。"《诗经·小雅·鹤鸣》："鹤鸣于九皋，声闻于天。"民间有鹤发童颜的谚语，是说头发白的老年人，脸色红润，气色很好，身体健康。也有讲"龟龄鹤算"，形容像龟与鹤一样长寿。晋郭景纯《遊仙诗》："借问蜉蝣辈，宁知龟鹤年。"以鹤为长寿的仙禽。《淮南子·说林训》载"鹤寿千岁，以极其游"，俗语"松鹤延龄"，后世常以"鹤寿""鹤龄""鹤算"作为祝寿之词。晋崔豹《古今注·鸟兽第四》言称："鹤千岁则变苍，又二千岁变黑，所谓玄鹤也。"特别是在道教中，鹤具有仙风道骨，因此有仙鹤的说法，而道教的仙人大都是以仙鹤为坐骑，驾鹤翔云。鹤所以长寿的秘诀就在于鹤企足延颈而立的时候，一足企立，一足抚摸肚子，促进其消化和营养的吸收。虽然它啄食各类食物，甚至含毒的东西，也能把毒素排除出去。很多长寿图，如《鹤鹿同春》《松鹤长春》《松鹤延年》等，成语"九皋之鹤""龟鹤遐龄""松鹤舞风""鹤发童颜"等，成为人们贺寿、祝福的吉祥用语。

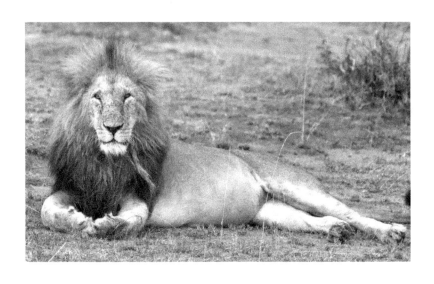

狮　古称兽中之王。身体长约三米，四肢强壮，吼声很大。《维摩经·佛国品》："演法无畏，犹狮子吼。其所讲说，乃如雷震。"杨炫之《洛阳伽蓝记》记述当时洛阳长秋寺佛像出行时，有"辟邪狮子，引导其前"之言，《聊斋志异》记载："暹罗国贡狮，每止处，观者如堵。其形状与世所传绣画者迥异，毛黑黄色，长数寸。"每逢元宵佳节或集会庆典，舞狮是必备节目之一。唐代"立部伎"中的《太平乐》也称《五方狮子舞》。唐诗人白居易就在《西凉伎》一诗中写道："假面胡人假狮子，刻木为头丝作尾。金镀眼睛银贴齿，奋迅毛衣摆双耳。"宋代的《东京梦华录》记载，有的佛寺在节日开狮子会，僧人坐在狮子上做法事、讲经以招揽游人。明人张岱在《陶庵梦忆》中，介绍了浙江灯节时，大街小巷，锣鼓声声，处处有人围簇观看舞狮子的盛况。狮子强壮，就在于它摇头左右顾，摆尾扫妖魔，随摇头摆尾而全身摆动，活动全身筋骨，以消除颈椎和腰椎的疾病，且又能去心火。

中华民族有着深远的文明传统，是高度聪慧、睿智的民族。和合养生十二式继承了儒、道、释三家的修身养性、诚意正心，全性保真、道法自然，明心见佛、万法唯识的理论思维，运用于固本元气、协调阴阳、养心祛邪、强身健体。

其目的为和心、和息、和身、和性、和情。从而天人合一、阴阳和谐、缓解压力、消除疲劳、休养生息、延年益寿。

其具有以下特点：

（1）强调身体与精神的统一，动作松柔慢匀、开合有序、动静结合、刚柔相济、力度适中。

（2）要求气定神闲、以心行气、中正和合。

（3）注重意气运动、用意不用力、上下相随、内外相合、相连不断、动中求静。

（4）疏通经络，从而平衡阴阳气血，切忌浮躁不安、急于求成。

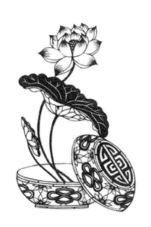

二、理论支撑

（一）创始初衷及学术基础

　　我从小身体屡弱。1950 年，15 岁的我参加了当时温州最贫困的泰顺县的土改工作，这里流行着"泰顺三件宝"的口头语："红薯当粮草，火炉当棉袄，竹篾当灯草。"这是人民生活的真实写照。土改队员住在最穷的贫雇农家里，与贫雇农"同吃、同住、同劳动"。我由于营养不良，面黄肌瘦，身体很不好。在三年困难时期，又胖肿多病。后在江西余江"五七干校"劳动，又患肝炎，但仍要坚持劳动改造。在"身体是革命的本钱""身体是工作的资本"的想法推动下，开始思考如何锻炼身体，以适应工作需要。加之当前由于我们长期伏案工作，特别是人们现在在电脑前一坐就是一整天，人坐稍久一些，就会腰酸背痛，颈直头昏，影响工作效率，甚至不能继续工作，这样我就开始思考如何祛病健体、延年益寿的问题。阅读参考了有关这方面的书籍资料，在研究中国哲学史的过程中，也涉及有关古今儒、释、道各

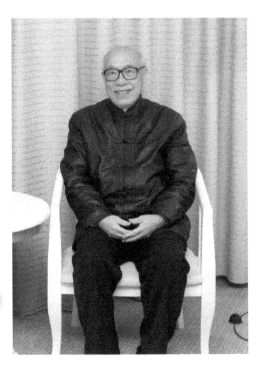

家修身养性、强身健体的功夫，因此，我在 20 世纪 80 年代创立了和合养生十二式。

我现任中国人民大学孔子研究院院长，中国传统文化研究中心主任，中国人民大学国学研究院院长，中国人民大学一级教授、博士生导师；兼任中国周易学会副会长、中国文化书院导师、国际易学联合会理事、国际儒学联合会顾问、国际退溪学会理事、日本东京大学客座研究员等。在 50 多年的中国哲学、中国文化的教学研究中，教书育人，培养了众多的硕士生、博士生、博士后、留学生、访问学者及进修生，提出了中国哲学逻辑结构论，建构了传统学、新人学的理论体系，率先建构了和合学哲学理论体系，以化解当代人类所共同面临的人与自然、人与社会、人与人、人与心灵、文明之间的五大冲突及由此带来的生态、人文、道德、信仰、价值五大危机。本人学术研究主要致力于以下领域。

（1）对中国哲学史的探索与研究。鉴于《周易》在中国哲学与文化中的特殊地位，早在 20 世纪 60 年代初写了《周易思想研究》初稿，后经修改，于 1980 年出版，成为改革开放后出版的首部研究《周易》的专著。1991 年，《周易帛书注译》《周易与儒道墨》两书在台湾出版，后又出版了《周易智慧和诠释》，对《周易》及先秦哲学做了更深入的研究。在宋元明清理学研究方面，于 1981 年出版了自新中国成立以来首部《朱熹思想研究》，在国内外引起了巨大反响。此后，又相继出版了《宋明理学研究》《宋明学术略论》《戴震》《走向心学之路——陆象山思想的足迹》《宋明理学逻辑结构的演化》《朱熹评传》《正学与开新——王船山哲学思想》等，从宏观和微观上对宋明理学及其重要思想家做了系统的研究。

（2）对东亚哲学的探索与研究。1983 年在哈佛大学召开的国际退溪学会议上提交了《朱熹与李滉的易学思想比较研究》一文，开始了东亚哲学研究，并被国际退溪学会授予"1987 年度退溪学国际学术奖"。之后，撰写了《退溪学入门》《李退溪思想研究》《朱熹与退溪思想比较研究》《韩国儒学研究》等专著，主编了《退溪书节要》一书，并于 1999 年主持了"东

二、理论支撑

亚哲学与21世纪"国家社会科学基金重点课题，撰写了《和合与东亚意识》一书，对"东亚意识"的内涵和意义做了明确阐述。

（3）提出"中国哲学逻辑结构论"。在1981年出版的《朱熹思想研究》中，提出了朱熹哲学的逻辑结构问题。1984年，到香港中文大学新亚书院讲授"中国哲学逻辑结构论"。"中国哲学逻辑结构论"是对中国哲学范畴的理论概括，是在反思以往哲学研究方法基础上提出的新的中国哲学研究方法，在学界产生了较大影响。

（4）提出并构建"传统学"。在20世纪80年代学界对中国传统文化与现代化的大反思、大讨论中，主编了"传统文化与现代文化丛书"，撰写了《传统学引论》一书，把传统学从文化学中分离出来，使之成为一门独立的学科。

（5）构建"新人学"。由于传统学归根到底是关于人的学问，便从传统学转入人学的研究，主编了"传统人与现代人丛书"，并撰写了《新人学导论》一书。该书阐述了人的自我发现论、自我塑造论、自我规范论、自我创造论、自我关怀论、自我和合论，提出了生命五境界说（生命超越境、知行合一境、情景互渗境、圣王一体境、道体自由境），把人重新定义为"人是会自我创造的和合存在"。

（6）在全面系统梳理中国传统哲学范畴的基础上，撰写了《中国哲学范畴发展史》（天道篇、人道篇），发现了体现每个时代精神精华的核心话题和哲学创新的标志。于是，提出了体现当代精神精华的核心话题——和合学，它是中国哲学理论思维的一种新形态。在1988年写作的《新人学导论》中，提出了人的"自我和合"问题。1989年，撰写了《从宋明理学到和合学》一文。1995年，《和合学概论——21世纪文化战略的构想》一书竣稿，并于1996年出版。此后，《和合与东亚意识》（2001年）、《中国和合文化导论》（2001年）、《和合哲学论》（2004年）、《和合生生论》（2018年）等书相继出版，进一步系统阐述了和合学体系。和合学是在继承中国传统文化、融合中西文化的基础上进行的原创性建构，是为了化解

21 世纪人类面临五大冲突和危机、回应中国文化所面临的三大挑战而建构的理论思维形态。

（二）理论源泉——和合学

1. 和合思想是中华文明的精华

和合学是当代哲学的创新理论形态之一。和合思想是中华人文精神的精髓和重要价值，是传统文化思想的精粹和生存智慧，是中华民族五千多年来形成的重要价值观、精神理念、道德信仰之一，是具有中华民族特色的文化标志，是值得我们呵护、传承、弘扬的。和合学的提出主要基于如下考虑：

其一，和合学的酝酿——20 世纪 80 年代。国际国内形势都发生了深刻变化，急需一种新的哲学和文化战略来引导思想。在国际方面，开始由冷战转为后冷战，国际形势的这种新变化、新特征表明，亨廷顿所讲的文明冲突论是错误的，必须对冷战思维、霸权思维和西方中心论予以纠正。在国内，为以经济建设为中心必须有一个安定、团结、和平的环境。这决定了必须更新观念，转变以往单一论、决定论的思维模式。于是，和合学应运而生。

其二，和合学的提出——20 世纪 80 年末。此时正处于回顾 20 世纪和瞻望 21 世纪文化战略之际，文化建构的战略直接决定着 21 世纪的文化走向和选择。在反思 20 世纪的历史和 21 世纪人类共同的命运时，和合学关注人类的共同命运和生存状况，总结出人类共同面临的五大冲突和五大危机。如何化解冲突、走出危机、升华理念、指导实现，经殚精竭思，遂以和合学作为 21 世纪文化战略哲学思维形态的必然选择。

其三，中国哲学难免遭遇这样的尴尬，即国外哲学家不承认中国哲学，从黑格尔到德里达都是如此。2001 年德里达来中国时指出，中国只有思想，没有哲学。金岳霖认为，要思考哲学在中国与中国的哲学问题。中国有没有哲学？如何看待或界定中国哲学？这是每一位中国哲学工作者必须回答的问题。与此相联系，中国是一个具有 5000 年不间断文明的国家，中国文化必须面对传统与创新的问题。这个问题到近代更为突出，演绎为中国哲学的现代化问题，围绕着古今、中西、体用之辨展开，当代哲学界关于中国哲学合法性问题的讨论就是其现实延续。和合学对当代哲学的这些问题进行度越，对中国哲学的走向提出了自己的化解方案。和合学的建构是对于中国传统文化与现代各种文化整合方法的安顿，是中外文化的互动、对话、融突和合的落实，是走出中国哲学危机、超越"合法性"问题、建构中国哲学的需要。和合学的提出具有深切的人文关怀和高屋建瓴的立言宗旨。正是这些使和合学具有了多层意蕴和使命。

和合学建构于 20 世纪 80 年代，是基于对人类冲突和危机的化解。如何化解文明冲突？以什么理念化解文明冲突？和平发展的形而上理念是什么？如何运作才能实现和平和发展？在中华民族传统文化资源中有无这方面的理念可资借鉴？笔者在长期的中国哲学研究中，一直在思考中国哲学理论思维形态与时偕行中不断转生、为什么转生及转生的标志等问题。特别是在对中国哲学范畴做了系统梳理，并在撰写《中国哲学范畴发展史》（天道篇、人道篇）中，发现了《国语·郑语》《管子》《墨子》等书中的"和合"范畴和话题，并体现出和合"故事"而转生为化解现代文明冲突的和合理念。和平需要和合，发展需要合作，和合与时代精神的主题相符合。

2. 和合的基本定义

和合是指自然、社会、人际、心灵、文明中诸多形相和无形相的相互冲突、融合，与在冲突、融合的动态变易中诸多形相和无形相和合为新结构方式、新事物、新生命的总和。

和合的定义表明，和合是对对立、统一的度越。这就是说，和合以冲突为基础，甚至可以说，没有冲突就无法和合。和合是以承认差分为前提的，因为和合不是简单的同一；作为各种元素的冲突与融合，和合首先承

认差异和分殊。有鉴于此，冲突是和合的前提，和合是冲突的理势。这表明，在和合学的视野中，差分与和合、冲突与融合是相伴而生的，这使差分、冲突等成为和合及和合学的题中应有之义。和合的主旨是生生，和合学即生生哲学。

和合在其历史发展中，大致具有这样几层含义：

其一，和合是新生事物或新质事物产生的根据。天地万物如何产生？或天创论，或神创论，或自创论，或自然论，等等，都属于单一论、唯一论，是由一个唯一绝对的存有来派生世界万物。和合学认为"和实生物，同则不继"，天下万物都是由融突和合而生，是不同质的因素、要素的多元融突和合，正因为其不同质，甚至完全相对待，才会产生交感、交合作用，才能产生新质事物。在这里，和合不仅是使诸多异质因素、要素相结合、融合的方法，而且已提升为新质事物之所以产生的原因或根源之所在。这种意蕴的蕴涵，使和合自身升为方法的原因、方法的根据或原因的方法、根据的方法。方法与原因、根据和合一体。

其二，和合是存在的方式。天地万物存在的环境、存在的条件、存在的内容、存在的结构及存在的系统等形式；日月星辰、四时运行的自然，和谐而有次序；人自身、家庭、社会和睦而有序；礼乐典章制度、伦理道德协调而有序；心灵、心理、平衡和谐而有序；万国咸宁而协和有序，这种存在的方式，其核心就是和合的存在方式。

第三，和合是形上学本体。道家老子认为"道生一，一生二，二生三，三生万物。万物负阴而抱阳，冲气以为和"。和是阴阳对待和合的和合体，这个和合体即是道体。道作为形上学本体的存有方式，是一种自然而然的常态，这便叫做"知和曰常"。常态作为存有的方式，是没有规定性的。这种无规定性的道体，在魏晋玄学家那里，就是本末的和合体无或有。这里和合是作为世界万物最终的根源或根据。虽是最终的根据，但却是动态的发展。韩康伯认为，《说卦》"观变于阴阳而立卦，发挥于刚柔而生爻，和顺于道德而理于义"，这里的卦、爻、义都是由对待的阴阳、刚柔、道德融突和合而成的和合体。它是在"刚柔发散，变动相和"（韩康伯注：《说卦》，见《王弼集校释》，中华书局 1980 年版，第 576 页）中，即在冲突融合的变化运行中形成和合体。

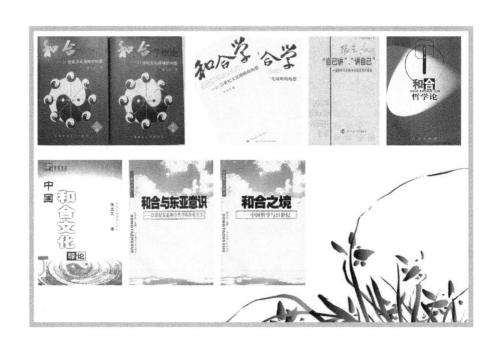

第四，和合是心灵境界。和合是一种心平气和、心绪和平恬淡、心灵充实愉悦的境界。中国古人认为音乐文化的根本精神就是和合，它能调整人的情绪冲突，调和人的心情，化解烦恼，陶冶情操，净化心灵，使人进入无喜怒、无哀乐的和谐心境，以及人和而与天和，人合而与天合，人乐而与天乐的天人愉悦的和合境界。这种天人和合是美则美矣、善则善矣的心灵境界。这种心灵境界笔者曾在五境界中加以说明，称其为"道体自由境"。

3. 和合的基本表现形式

和合作为中国文化思想的精髓，浸润着中国文化思想的各个方面。比如人与自然、人与社会、人与人的关系及人与自身心灵的关系，等等。人与自然、社会的和合及人与人、心灵的和合，是相互渗透、联系的。天

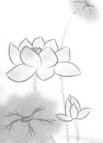

和、政和与人和、心和是一个有机的整体系统，不能分离。此四种类型的和合，是世界中最基本、最一般的和合。那么，如何和合？和合形式怎样？这又需要进一步探索。

第一，和合是诸多异质因素、要素的冲突融合，即多元融突和合。和合首先需要承认多元的、多样事物的存在，它不是一元，一元即是同、单一、唯一，"同则不继"，因为"声一无听，物一无文，味一无果，物一不讲"。这就是说，"若以同裨同，尽乃弃矣"。不同事物的融突和合，就能达到"和五味以调口""和六律以聪耳"。它不是酸苦甘辛咸五种味道简单的相加，也不是黄钟、太蔟、姑洗、蕤宾、夷则、无射六种音律相加，而是五味或六律的相互和谐、协调，由此产生美好的味道和动听的音乐。这种美好的味道和动听的音乐，已不是原来的五味和六律，而是一种新的创造。和合是把异质要素整合成一个和合体。

第二，和合是诸多元素、要素或形相、无形相的自觉而然的融突。这种融突是一个重新选择的过程。和合按照和合体自身的需要，在选择诸多因素、要素中，不断汲收各种营养。它不是先确定一个文化的体与用，按体用的模式来发展；或先确定文化的精华与糟粕，来进行汲收。它甚至打破诸多因素、要素的自身结构，重新选择、汲收，重新结合、融合。音乐、绘画都是这样，在这点上中西哲学家有相圆通之处。

第三，和合是有机的、有序的。和合既不是机械的切割，也不是机械的拼凑，而是有机、有序的。有机是机械的发展与提升；和合是非无序，有序才能和谐、协调，然有序是无序的发展。所以无序的动乱为有序的发展扫清了障碍、创造了条件。无序是对于有序意识的呼醒，道德沦丧的无序是对于道德有序的呼唤，所以老子说，"大道废，焉有仁义"，"六亲不和，焉有孝慈"（《老子》帛书，第十八章）。

第四，和合是动态分析的理论结构，这种理论结构具有相对论和对称论的方式，也具有综合论和相济论的方式。在和合中各因素、要素自身都不是被凝固的、定型的。因为各因素、要素自身也是由各因素、要素所结合的和合体，和合体就是一个连续的、反复的、不断的进程。当某一和合体呈现时，尤如赫拉克利特所说："结合物是既完整又不完整，既协调又不协调，既和谐又不和谐的。"（《赫拉克利特著作残篇》，见《西方哲学原著选读》上卷，商务印书馆1981年版，第24页。）和合体始终处在完整、协调、和谐的过程之中。

这四种和合的方法或途径，使和合按一定的规则进行，也使和合达到其预设的目的。方法既是内涵的呈现，也是内涵之所以如此的原因。

和合需要机遇、环境与条件。从纵的来说，是冲突—融合而和合—冲突—融合而和合，循环往复，以至无穷；从横的来说，此彼俱冲突—此融合彼冲突—彼融合此冲突—彼此俱和合。即由和合不平衡—和合平衡—和合不平衡—和合平衡。宇宙间没有无冲突的自然，没有无冲突的社会，也没有无冲突的人生，没有无冲突的心灵，没有无冲突的文明。在冲突中实现融合而和合，融合是冲突的成果，亦是冲突的表现方式。冲突融合而通达和合，和合是新事物的诞生，是肯定和创新；冲突本身不能直接造作新事物，它是否定和破坏。融突的和合体是一次提升，使原来的冲突融合进入一个新的和合领域；融突也只有在新的和合体中，才能继续发展。融突是和合的前提和条件，和合是融突的必然和理势。总的来说，和合是融突的更高层次，由和合而获得安定和进步。融突若不走向和合，融突便毫无所成，亦毫无价值和意义。融突需要和合来肯定和认可，亦需要和合来提升和继续。和合是融突相反相成之相反相成，使和合学变化日新、生生不息。

4. 和合学的三条规则

和合学的建构不仅是为了化解人类所共同面临的五大冲突危机，而且是走出中国哲学文化危机、度越"合法性"问题、建构中国自己哲学文化的需要。中华哲学如何创新？如何"自己讲""讲自己"？需要深刻体贴中华哲学每一次转生的特征、性质、内因、外缘，准确把握中华哲学理论思维形态转生的内在规则或逻辑必然之则。近百年来，中华哲学的各种论

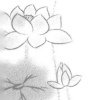

著，虽汗牛充栋，然探索"规则"者，尚属罕有。笔者依据近50年来对中华哲学教学和研究的心得，以及对中华哲学概念、范畴全面系统、纵横贯通的梳理和体认，曾总结出三条"规则"，或曰中华哲学的创新标志。

一是核心话题的转换。哲学思想总是以核心话题的方式体现特定时代的意义追寻和价值创造，体现这一时代精神的精华。核心话题的转换是哲学创新的话语标志。先秦是中华哲学的元创期，标志这一时代精神的核心话题是"道德之意"，其主导概念是"道"。诸子百家虽有"指意不同"的"百虑"，纵论天道、地道和人道之"殊途"，但"同归""一致"于论道，这是对殷周以来"天命"话题的度越。两汉是中华哲学的奠基期，学术思想的核心话题是"天人之际"，董仲舒针对先秦天、地、人三才之道的分说，以"王道通三"将其贯通起来，而提出"天人感应"论。魏晋南北朝是中华哲学的发展期，其核心话题是"有无之辨"，王弼贵无，裴頠崇有。隋唐是中华哲学的深化期，其时代精神及思想凝聚体现为佛教的中国化创新，推本"性情之原"，既是佛性论的深层结构，又是其哲学的核心话题。宋元明清是中华哲学的造极期，理学的核心话题是理气心性之辨。这个核心话题一直延续到现代新儒家。现代新儒家接着宋明理学讲，其核心话题并没有度越理气心性，没有实现核心话题的转换。

二是诠释文本的转变。文本是思想言说的符号踪迹，是智慧觉解的文字报告，是主体精神度越自我的信息桥梁。哲学家必须凭借对一定文本的学习、思索和诠释，才能凝练时代精神的核心话题，融入民族精神及其生命智慧的人文语境。诠释文本的转变，是中华哲学创新的承继特征，是学术流派创立的文献标志。先秦所依傍的诠释文本是"六经"（《诗》《书》《易》《礼》《乐》《春秋》），特别是"三易"（《周易》《归藏》《连山》），分别开启了儒、道、墨和其他各家。两汉所依傍的诠释文本是《春秋公羊传》。《春秋公羊传》讲求微言大义，适应了汉代"大一统"的需要，满足了"究天人之际"的追求。魏晋玄学所依据的诠释文本是"三玄"（《老子》《庄子》《周易》）。王弼注《老子》和《周易》，横扫两汉象数考据方法，以义理之学诠释文本，主张以无为本、回归自然。向秀和郭象注《庄子》，发挥逍遥之义，体现了儒道思想走向融合的趋势。隋唐时，讲读、译注和诠释佛经成为学术风尚。当时居强势文化地位的佛教各宗派，虽普遍尊奉经、律、论"三藏"典籍，但各择佛经作为自家的"宗经"。如天台宗以《妙法莲华经》（简称《法华经》）为诠释文本，华严宗以《大方广佛华严经》（简称《华严经》）为诠释文本，禅宗先以《楞伽经》印心，后以《金刚经》传法，六祖慧能独创《坛经》，明心见性。宋元明清理学是儒、佛、道三教长期融突和合的智慧结晶，理学家们从《礼记》中抽出《大学》《中庸》两篇文章，加以章句，与《论语》《孟子》合为"四书"，作为理学所依傍的诠释文本，这是以往所没有的，并把"四书"抬高，度越了"五经"。现代新儒家所依诠释文本沿袭宋明理学，没有选出新的诠释文本作为其理论的依傍，所以冯友兰将其"新理学"定位为接着宋明理学的程朱讲，这是很妥帖的。

三是人文语境的转移。中华哲学的创新在宏观演替上，表现为人文语境随民族精神及其生命智慧的历史变迁而不断转移。先秦"天道远，人道迩"。历经炎黄融突和合的华夏诸族，通过夏商周三代"制礼作乐"，民族意识日益觉醒，道德精神不断独立，终于达到了"郁郁乎文哉"的文明境域。中华古代哲学正是在三代礼乐文化及其典章制度的人文语境中萌生和创发出来的。两汉时，一变先秦的仁智对话录，道德散文诗的文风、语境，以华丽的辞赋、形象的比拟、神秘的类推、循环的象数和奢华的气象，渲染"天人之际"，推动"独尊儒术"，宣扬"汉家制度"，成为当时的人文语境。汉末魏初，儒学经学衰败，以品评人物"才性"为话题的清谈之风油然而起，学术思想又显出一线生机。魏晋玄学的人文语境，一方面是生命智慧毅然回归田园，忘我地赏析自然山水；另一方面是主体精神异常孤独，峻峭瘦弱，表现出既无可奈何，又放浪形骸的玄远风度。唐代民族大融合、文化大交流，给人文语境注入了新鲜的思想血液和精神营养，诗歌创作是其主题旋律。在学术思想领域值得称道的是"西天取经"，

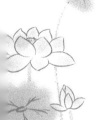

将佛教经典取回大唐，安家落户，成为中国化佛教，而在其本土印度衰落了。另是"古文运动"，儒教伦理从烦琐的章句训诂中复活，仁义道德在主体精神的"性情之原"中扎下了新根系，营造了气度恢弘的人文语境。宋代重文德轻武略，在民族精神及其生命智慧既豪放又婉约的人文语境中，结出堪与唐诗媲美的宋词，凝结出能与先秦诸子学相呼应的理学理论体系。并广开书院，讲授儒典，兴建学校，培养士子，促进了文人士子对民众生活的亲身感受及哲学思想自由创造的风气。深沉的忧患意识和崇高的历史使命，激发出哲学创造的动力，而涌现出可与先秦媲美的一批大哲学家，一改唐代中国哲学贫乏的状态，而使哲学得以繁荣"造极"。

此三条中华哲学理论思维形态创新的"规则"，是逻辑地蕴涵在每一次哲学理论思维形态转生之中的，是存在于中华哲学的创新标志之中的。由于以往没有此三条"规则"，或曰规律性，因此，中华哲学的创新是不自觉的。但中华历史上每一次哲学理论思维形态的转生，却都自觉不自觉地暗合了此"三规则"，它从一个方面说明了此"三规则"的有效性和普适性。这就是说，要进行中华哲学的创新，要实现中华哲学理论思维形态的转生，应与此"三规则"相符合，否则很难实现中华哲学的创新和中华哲学理论思维形态的转生。

和合学以和合为核心话题，体现了当代共命运的时代精神和人类的意义追寻及价值理想，这是对"道德之意""天人之际""有无之辨""性情之原""理气心性"等话题的超越。和合学核心话题所讲述的"和合故事"，不是凭空杜撰，而是当今和合天下时代精神的彰显和需要，是体现人类命运共同体时代精神的哲学理论思维形态的新建构。"和合学"所依傍的诠释文本主要是《国语》，辅以《管子》《墨子》，与以往所依傍的诠释文本有别，《国语》虽是春秋时的文本，但没有被作为儒家经典，因此也避免了被后人所窜改的命运，保持着较本真的面貌。由于"语"是古代的记言，它记载了有关天地万物的化生、天时人事的变动、阴阳律吕的变化，是邦国成败、顺逆之数等的自由辩论、答问的言语，这使我们较真实地听到了当时有识之士的智慧心声，感受到民族精神脉搏的强烈跳动，以及有关天时人事、人生价值的精彩对话。这是"和合学"作为中国哲学创新的诠释义本的依据。

5. 和合学的整体构想

和合学的和合思维，开出了有异于西方神创思维的独特思维方式、价值观念、心理结构、审美情趣，以及处理人与自然、社会、人际、心灵、文明间关系的独特方式、方法。这就是说，和合思维以承认人的自我创造为前提，是一种人创思维，是以人学角度和人文立场作为思维前提的。

作为和合学的理论基础之一，人学在《新人学导论》（职工教育出版社，1989 年版）等学术著作中有重点阐述。哲学讲的都是人的问题，人是永远的课题。卡西尔把人定义为符号的动物，然而桌子也是符号，符号泛化就否定了人的主动性和创造性。相反，人是会自我创造的和合存在，这样，人的含义不仅得到了崭新的诠释，又坚持了和合学的人创思路，是和合学整体构想的人学基础。

从和合学的人学角度和人文立场来考察，文化是标志人类生存样式、意义规范和可能发展方向及道路的整体性范畴。因此，和合学的整体构想便存在于构建了人的生存、意义和可能的三个世界。因此，和合是人对生存、意义、可能世界反思的自我观念、自我创造的活动。和合学三个世界的构想源于《周易》的天地人框架，同时突出人的自我创造，体现着和合的价值理念。三个世界是人自由创造构筑的世界，每个世界中又有和合问题。和合学的三个世界分别是：地的世界（和合生存世界）、人的世界（和合意义世界）和天的世界（和合可能世界）。三个世界具有不同的侧重和境界，展示了人的多维生存和创造：第一，地的世界（和合生存世界）。人为天地立心，必须进行自我创造；人进行创造首先要生存，人的生存、创造需要政治制度、经济制度和文化环境。可见，人的生存世界主要是由文化环境、社会环境和自然环境构成的，它的两个概念是境与理。第二，人的世界（和合意义世界）。人活着，讲究意义，总在追问为什么活着及

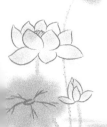

人生的价值和意义是什么，这便是人的道德生命、意义生命和价值生命。人的世界的两个核心概念是性与命。第三，天的世界（和合可能世界）。信仰是人的特殊价值需要，可能蕴涵着终极关切的精神家园，构成了人的可能世界，也使道、和成为可能世界的两大核心概念。

和合学体系以《周易》天地人"三才"展开为和合学的人的生存世界、意义世界和可能世界，并由和合学原理之"体"进入这三个世界而化之为"用"。如果说三个世界理论是和合学的逻辑主干的话，那么，支撑三个世界的则是境与理、性与命、道与和等六大核心范畴。进而言之，这六大核心范畴与元、己、生、解、物、心、群、和相互和合，由此化生为和合学的八个维度和方面——"八维"和合，这"八维"和合对应并和合成八大学科。具体地说，"八维"和合分别是：形上和合、道德和合、人文和合、工具和合、形下和合、艺术和合、社会和合和目标和合；化生的与之相对应的八大学科分别是：和合自然科学、和合伦理学、和合人类学、和合技术科学、和合经济学、和合美学、和合管理学、和合决策学。和合"八维"尤其是和合学的八大学科的建构使和合学从理论、原理进入到人的生存世界、意义世界和可能世界，搭建了和合学由"体"转换成"用"的平台和桥梁。

和合学的整体构想体现了和合思维的体用兼备、体用一源。进而言之，这种体用兼备的整体思路不仅使和合学具有形上意蕴和理论创新，而且关注现实和实际操作。因此，和合学不仅是对中国哲学现代化的回应，也是为人类走出困境和危机提供了一种抉择。

6. 和合学的五大原理

和合学理论的立言宗旨、创学标的，是为了化解 21 世纪人类文化系统内的价值冲突和危机，进而设计 21 世纪人类文化发展的战略之道。为回应五大冲突和危机，和合学确立了五大中心价值或五大原理。

（1）和生原理。"生生之谓仁"，和生是以"地球村意识"和"太空船意识"为基础的。人相互依存，所以必须珍视生物命运共同体，必须尊重他文化的人的共同体。人与自然、人与社会、人与人、人的心灵、不同文明之间虽有冲突，但需要和生，需要在共生的基础上发展出和生，需要在冲突、融合的过程中达至和生。和生，才能共荣、共富、共利、共赢、共兴，否则只能共衰、共贫、共凶、共毁、共灭。

（2）和处原理。和处与和生相联系，是达到和生的基础和必要条件。和处是对自然、社会、他人、他文明及心灵，以宽容、温和、公平、善良的态度对待它，使双方或多方能够和而不同地和平共处。和生的发生及和生的实现需要和而不同地相处。和处强调一种互相平等、尊重和责任，这种互相平等、尊重和责任意识意味着我们希望别人怎样对待我们，我们就有责任怎样对待别人。

（3）和立原理。是"为天地立心，为生民立命"的思维。从消极意义上说，就是"己所不欲，勿施于人"；从积极意义上说，是"己欲立而立人"。世界上任何事物都有自己相对独立的、特殊的生存发展方式。每一个个体都有选择适合自身生存发展方式的自由和权利。和立所强调的是"自做主宰"的精神，它所凸现的是主体精神。

（4）和达原理。和立基于和达。现在世界上的发达国家、发展中国家发展不平衡、贫富不均，这是世界各国家之所以动乱的根源之一，也是人身财产不安全的根源之一。人与自然、社会、他人、他国、他民族、他种族、他文明都需要也应当共同发展、发达，这便是和达。和达是在当前世界多极化、经济全球化、发展模式多元化的融突情境中，协调、平衡、和谐，以达到共同发达、包容发展。只有坚持和达，才能维护世界长久的和平与安定。

（5）和爱原理。和生、和处、和立、和达的基础与核心是和爱。和爱就是对待自然、他人、他家、他国、他民族、他文明都要像对自己的人、自己的家、自己的国、自己的民族、自己的文明一样兼容相爱，这就是"泛爱众"。推而广之，仁民爱物，民胞物与，对于自然、社会与文明也要像爱人一样去爱。以和爱为基，人类就可能和生、和处、和立、和达，否则，和生、和处、和立、和达就不可能实现。

当今世界人最畏惧生病，也恐惧自然、社会、人际、心理、文明生病，因为每一种病态都给人带来不同程度的伤害，以及疾病、死亡、烦恼和痛苦。人们只有通过和合学的融突和合，以及和生、和处、和立、和达、和爱五大原理的协调、平衡、包容、和谐等治疗和化解诸种病态，才能达到自然健康、社会健康、心理健康、人际健康、文明健康。换言之，和合是治疗化解自然、社会、人际、心理、文明之病症，解除种种烦恼痛苦，通达健康和乐之境的智慧理念和实施方式，和合也是中华民族文化的精髓和重要价值，和合之境是中华民族理想境界。其实任何宗教和哲学家的终极理想境界，无论是佛教的西方极乐世界、道教的神仙世界、儒教的大同世界、基督教的天国、伊斯兰教的天堂，都是无杀人（战争）、无偷盗、无说谎、无奸淫的和生、和处、和达、和爱、和平、幸福、富裕、快乐的和合天下。就此而言，世界各宗教都是相通、相似、相爱的家族，实无必要兵戎相见、以暴易暴、以怨报怨，否则，则实与各宗教原旨相背离。

附：和合相关经典文献举例。

根据文渊阁《四库全书》检索，"和合"二字全书出现2135次，其中经部555处，史部293处，子部1016处，集部268处，附录3处。

夏禹能单平水土，以品处庶类者也，商契能和合五教，以保于百姓者也。——《国语·郑语》

夫和实生物，同则不继。以他平他谓之和，故能丰长而物生之，若以同裨同，尽乃弃矣。——《国语·郑语》

保合太和，乃利贞。——《易经·乾卦·彖》

九族既睦，平章百姓。百姓昭明，协和万邦。——《尚书·尧典》

既且和平，依我馨声。——《诗经·商颂》

君子和而不同，小人同而不和。——《论语·子路》

万物负阴而抱阳，冲气以为和。——《老子·四十二章》

天时不如地利，地利不如人和。——《孟子·公孙丑下》

天地合而万物生，阴阳接而变化起，性伪合而天下治。——《荀子·天论》

天气不和，地气郁结，六气不调，四时不节。今我愿合六气之精以育群生，为之奈何？——《庄子·在宥》

畜之以道，养之以德。畜之以道，则民和；养之以德，则民和，和合故能习，习故能偕，偕习以悉，莫之能伤也。——《管子集校·幼官》

内之父子兄弟作怨仇，皆有离散之心，不能相和合。——《墨子间诂·卷三》

天地合和，生之大经也。——《吕氏春秋·有始》

三、和合养生十二式的提出

（一）现实背景

健康是正常生活、工作、学习的前提，也是幸福快乐的基础。失去了健康，一切都无从谈起。

健康是自古以来人们所追求的永恒课题，长寿亦是人生不懈追求的理想，而在历史的长河里，人的生命是有限度的，每个人的一生如白驹过隙，十分短暂。虽然个体寿命有长有短，但大都不会超过一个最长的限度。一般而言，人类的最高寿命也只有120岁左右，"上寿百二十，古今所同，过此以往，莫非妖妄者"（《养生论》）。《黄帝内经·素问·序》亦言："余闻上古之人，春秋皆度百岁，而动作不衰。"从古至今，人类的寿限并无重大突破。因此，要使自己有更好的状态、更长的时间去享受生命，注重养生是很重要的。养生，保养身体之谓。换言之，养生是指根据生命发展的规律，采取保养身体、减少疾病、增进健康、延年益寿等措施而进行的一种健身益寿活动。

古人"夙好养生"（《黄帝内经·素问·序》）。在三国时期，被叹为"萧萧肃肃，爽朗清举"（《世说新语·容止》）的嵇康写了一本书叫《答难养生论》，主张形神共养、修养性情、清虚静泰、少私寡欲，并要求持之以恒、通达明理。但是，嵇康也清醒意识到养生的难处，总结出养生共有"五难"。

第一，"名利不灭""名位之伤德"。

第二，"喜怒不除""喜怒悖其正气""哀乐殃其平粹"。

第三，"声色不去""声色是耽；目惑玄黄，耳务淫哇"。

第四，"滋味不绝""滋味煎其府藏，醴醪鬻其肠胃，香芳腐其骨髓""饮食不节，以生百病"。

第五，"神虑转发""思虑销其精神""神躁于中，而形丧于外"。

在《抱朴子养生论》中言及除"六害"："一曰薄名利，二曰禁声色，三曰廉货财，四曰损滋味，五曰除佞妄，六曰去沮嫉。"而这六者不除，"修养之道徒设尔"。

在《史记·卷一百五·扁鹊仓公列传·第四十五》中亦谈道："病有六不治：骄恣不论于理，一不治也；轻身重财，二不治也；衣食不能适，三不治也；阴阳并脏气不定，四不治也；形羸不能服药，五不治也；信巫不信医，六不治也。"并且指出"有此一者，则重难治也"。

而这"五难""六害""六不治"恰恰也是我们当今社会诸多人所面临的困惑或诱惑，随着生活节奏的加快和工作压力的加大，生活环境和自然环境的双重压迫，人们别说谈及养生，就连健康都看作奢侈品，疾病似乎成了常态。古人认为"天覆地载，万物悉备，莫贵于人，人以天地之气生，四时之法成"（《黄帝内经·宝命全形论》）。因此，疾病是人私欲熏心、留淫日深从而导致的灾难。"疾"与"病"的含义本有所不同，"疾"是指不易觉察的小病，如果不对"疾"采取有效防控措施而任其发展到可见的程度，便称"病"。对生病前的"疾"的状态，中医叫做"未病"，现代科学称为"亚健康"或"第三状态"。"未病"不是无病，也不是大病。但忽视小疾，则可酿成大病。其实，目前很多人已经患了"疾"，只是尚未察觉而已。及时发现那些隐藏在我们身体里的"疾"，在其转化为"病"之前将其消除，是我们维护自身健康的关键所在。

一个人能否健康长寿，是由诸多因素决定的，概括起来，无非是两方面：一个是遗传基因；另一个是后天的调摄。前者决定于父母及祖辈，生命一旦落地即已铸就，本人无法改变；后者则在于人的主观能动性，一个人要努力追求健康长寿。所谓后天的调摄，又分两个方面，即摄取生命活

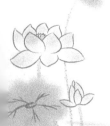

动必需的营养和预防有损健康的各种疾病，想方设法延缓人的肌体衰老的过程。

那么如何达到健康状态？这是一个不会终结的话题，亦是不断发展和革新的话题。目前，健康的四大要素大致为：充足的休息，乐观的心态，适量的运动，均衡的营养。

如果我们能够防患于未然，防止"疾"转化成"病"，加之目前先进的医疗技术，我想古人"若此以往，恕可与羡门比寿，王乔争年"（《答难养生论》）的理想，也可以成为一种美好的期待，而非莫须有的描述。人体就像一座迷宫，即便专家、学者也大多只能窥其一斑，普通人要想在短时间内领悟其中奥秘，更是难上加难。因此，本书试图以通俗易懂的语言表述人体各个部位的生理变化和生理反应，让学术通俗化、大众化、生活化，实现理论的实用价值。

（二）主要对象

现代社会竞争激烈，现代生活的节奏快、效率高，让许多人特别是年轻人长期处于高度紧张的状态，身心长期处于超负荷的运转状态，势必会危害身体健康。"思虑销其精神"（《答难养生论》），当人们的精神负担于极限状态时，人体血液中的免疫球蛋白便趋于消失，这种状态会持续好几个星期，直到紧张状态完全松弛才能恢复。处于极限状态时期人体的免疫力很低，各种病症就会乘虚而入，生病便成了必然结果。

现在很多人的观念还是老年人才养生，至少要到不惑之年才注意，其实这是亡羊补牢的做法。正值鼎盛之年的人时常忽略光阴的飞逝，就像一块沃土，虽然现在庄稼长势旺盛，但如果不注意保养，用不了多久就可能变成一块贫瘠之地了。所以，养生并非是中老年才做的事情，年轻人更应该注意，尤其是伏案太久的脑力劳动者。

脑力劳动者的工作特点如下：大脑的负荷工作；长时间保持固定姿

势，少动多静；夜间工作长，无固定规律的休息时间；心理压力过大，自我压抑得不到适时释放；缺少定期或规律的运动。

人们工作或学习时间过长，活动太少，导致各种健康问题。

1. 用脑过度

现在脑力劳动者越来越多，许多人开始出现用脑过度症状，如记忆力下降、思维迟钝等，并且因用脑过度导致用眼过度，头昏眼花，听力下降，耳壳发热；四肢乏力，嗜睡或瞌睡；注意力不能集中，记忆力下降，思维欠敏捷，反应迟钝；出现恶心、呕吐现象；看书时看了一大段，却不明白其中的意思。

2. 使用电脑（特别是笔记本电脑）时间过长

随着电脑的普及，使用电脑时间过长或坐姿不对的问题日益突出，可导致头晕、脖子酸胀、疼痛、呕吐等，此外，还会使手腕受压过大，致使腕关节不灵活、无力，手指疼、麻、肿。

3. 颈椎酸痛

颈椎病是指因颈椎退行性变引起颈椎管或椎间孔变形、狭窄，从而刺激、压迫颈部脊髓、神经根、交感神经造成其结构或功能性损害所引起的临床表现。此病多见于 40 岁以上患者。一般脑力工作者是由于慢性劳损而引起的，比如：睡眠不良、枕头的高度不当或垫的部位不妥；工作姿势不当，尤其是长期低头工作者颈椎病发病率较高；缺乏运动等。

4. 腰椎疼痛

在外界因素的作用下，椎间盘的纤维环破裂，髓核组织从破裂之处突出（或脱出）于后方或椎管内，导致相邻的组织脊神经根、脊髓等遭受刺激或压迫。由于突出部位的大小、病程长短及个体差异有不同的症状表现，主要为腰部和下肢的疼痛。

（1）腰部疼痛：主要为下腰部的钝痛，长时间地行走、站立或久坐等活动后加重，卧床休息后可暂时缓解，严重者可呈痉挛性剧痛。

（2）下肢疼痛：单侧或双侧都可能出现，疼痛主要沿臀部、大腿及小

腿后侧至足根或足背，呈放射性刺痛。

5. 尾椎疼痛

经常坐位会使臀部肌肉紧张或痉挛，导致肌肉和韧带在骨骼的附着部位发生劳损。常见位置有髂后上棘、骶髂关节和尾椎。

6. 失眠

心理因素如焦虑、烦躁不安或情绪低落、心情不愉快等，都是引起失眠的重要原因。工作与学习的压力、未遂的意愿及社会环境的变化等，会使人产生心理和生理反应，导致神经系统的功能异常，造成大脑的功能障碍，从而引起失眠。失眠会引起人的疲劳感、不安、全身不适、无精打采、反应迟缓、头痛、注意力不能集中等。它的最大影响是精神方面的，严重一点会导致精神分裂和抑郁症、焦虑症、自主神经功能紊乱等功能性疾病，以及各个系统疾病，如心脑血管系统疾病、消化系统疾病等。

（三）效用总结

笔者经过多年的自我体会、自我实验，探寻五种动物（龙、龟、鹤、狮、鹿）的长寿强壮秘诀，配以《周易》阴阳之理，依循人体结构，顺应自然，适应自然规则，发明了和合养生十二式，并且身体力行，每天早晚锻炼两次，坚持了近20年，深感和合养生十二式的效用。起初我仅教授弟子，并且弟子也仅授徒相传。

于是，在和合学的基础上，针对因久坐导致的职业病，经过长期的实践（近20年的自我练习和向弟子的不断传续），以及事实证明（弟子坚持锻炼后，常见的颈椎及尾椎疼痛、用眼疲劳、大脑胀痛、失眠、厌食等病症得以缓和消除），总结出坚持练习和合养生十二式的作用：

（1）能够显著缓解大脑疲劳，明显增进左右脑功能协调，使大脑皮层进入保护性抑制状态，消除大脑疲劳，调节情绪，恢复神经系统的平衡。

（2）能改善心脏的功能状态，促进心肺功能提高。

（3）能有效地减轻颈椎酸痛、疼痛，缓解颈部压力，有效预防因久坐导致的腰部疾病。

（4）能改善人体末端微循坏状态，提高人体对外界气候变化的适应能力。

（5）能有效地缓解人体精神过度紧张状态，预防生理性疾病的发生；促使内分泌平衡和免疫力增强，提高人们对疾病的抵抗力。

（6）能改善老年人的情绪，增强记忆力与动作稳定性，改善睡眠质量。

（7）能疏通人体全身经络，通过阴（地）阳（天）升降，平衡阴阳，强身健体。

通过本人和诸弟子的长期实践证明，和合养生十二式是一种合乎生理规律的健身运动和保健方法，具有良好的养生价值。练习者往往会感到体内一股热气流动，肠胃功能增强，头脑清醒，步履轻健，精力充沛，长期练习有助于缓解身心压力、消除疲劳、祛病强身、延年益寿。和合养生十二式是一种平心静气、心静气和之道，可达天人和乐之境。和合养生十二式能使身心更加和谐，增强抗御疾病能力，有效保持健康，对缓解机体紧张、调节人体机能、平稳人体经络有明显的作用。练习不可急于求成、半途而废，否则，便会适得其反。因此，现将和合养生十二式呈现于大众，希望这一锻炼方法能够惠及更多人，通过习练助益大家保持身体健康。

（四）具体要求

按照中医整体观念，注重统筹全身，突出局部，因人而施，因部位而异，通过动静结合、内外相应、身心共养，促使经络通畅、气血运行、肌肤濡润、筋骨柔顺、脏腑充实、精神充沛，维持阴阳动态平衡。因此，在练习和合养生十二式时要求放松，思想集中，虚领顶劲，气沉丹田；松肩

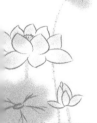

沉肘，舒指塌腕，松裆开胯，立身中正，刚柔相济。这可使经络疏通，各处关节松开。又因为各关节都走立体螺旋运动，这有利于关节、筋脉、肌肉富有弹性、柔韧，促使各种系统（血液系统、淋巴系统、呼吸系统等）循环，促进身体的新陈代谢和排毒功能。因此，要求做匀称、缓慢、与动作相配合的深的腹式呼吸，并提肛叩齿，使内脏得到很好的按摩，更好地促进消化吸收功能及排泄排毒功能。用意不用力，上下相随，内外和合，相连不断，动中求静。另外，在练习和合养生十二式的过程中始终要求放松，不用力度、不著情绪，这对现代人的生活工作快节奏、高压力无疑具有很大的改善作用。

> 静心用意，呼吸自然，柔和缓慢；
>
> 中正安舒，不偏不倚，气定神闲；
>
> 虚领顶劲，含胸拔背，松腰坠肘；
>
> 流行不滞，上下相随，动作润圆；
>
> 轻灵沉着，不僵不浮，刚柔相济；
>
> 连贯协调，虚实分明，重心稳安。

（五）注意事项

古人历来十分强调人与自然的和谐关系，《素问·五常政大论》记载："一州之气，生化寿夭不同……高者其气寿，下者其气夭。"指出作为万物之灵的人，要选择与生活相适应的环境生存，这样有益于修身养性、延年益寿。因此，为了使功法练习达到理想效果，舒适的环境、合适的时间、宽松的衣裤与平和的心态都是至关重要的。

（1）要有适当的环境：清洁明亮、空气流畅、温度适宜，优雅宁静。

（2）一般适合在清晨和傍晚练习。对于过饱或饥饿者，不宜练习，最好在饭前半小时及饭后 1 小时以内不做练习。

（3）练习前不宜做剧烈运动或重体力劳动。

（4）练习时应穿宽松衣裤，放松自然。

（5）练习要持之以恒，不要断断续续。

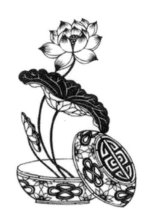

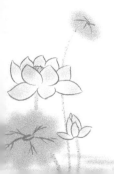

四、和合养生十二式

（一）起势与收势

起势：

> 身体直立，双脚分开；分肩同宽，两手下垂；
>
> 四肢放松，排除杂念；眼睛半睁，凝视鼻尖；
>
> 舌抵上腭，意守丹田；腹式呼吸，脚趾抓地；
>
> 缓慢吸吐，收肛定气；手举至额，后跟上垫；
>
> 五指微分，掌心微含，精气流通，气定神闲；
>
> 虎口成弧，不慌不乱，做好准备，吐气还原。

收势：

> 待每节完，初形还原；双腿站立，同宽双肩；
>
> 分手平举，垂落腿侧；并步放松，吐气还原。

每一个小节开始时，都要做起势动作；结束时，都要做收势动作。

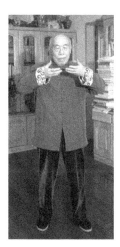 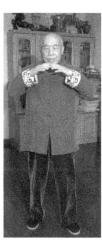 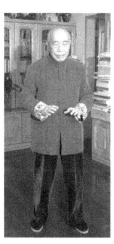 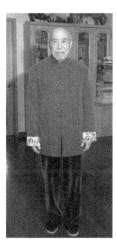

（二）具体功法

三节要旨

神龙舒卷，潜下跃上，
元气升腾，引坤通乾；
灵龟伸缩，往复里外，
天地真精，灵腑通贯；
仙鹤独立，阴阳融通，
绑缊化育，天人顺健。

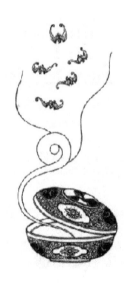

第一节　神龙舒卷

潜龙游动

意念内敛，身似游龙；起势完后，手心向下；

置于胸前，略蹲吸气；慢慢前推，游动身体；

尾椎至上，节节用力；至于颈部，站直还原；

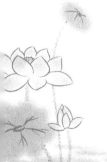

紧接继续，头部摇摆；左右交替，循环替换；

抓手握拳，提肛叩齿，双手回收，津液下咽；

清醒神经，放松大脑；吐气还原，重复三遍；

五脏六腑，改善功能；拇指对肝，食指对肺；

中指对心，无名对脾；小指对肾，各职所安。

　　起势后，双手手心向下，慢慢抬升并与胸平行，双腿略蹲，并缓慢引下丹田元气由会阴经督脉至两肩，由两肩至老宫穴，手心向前，慢慢前推，掌指上翘，随之提肛摆尾，左右游动身体，从尾椎骨向上一节一节用力，至于颈部。站直，然后头部左右摇摆，并且抓手握拳八次，配合提肛、叩齿八次。双手回收于胸前，吐气。整套动作重复三次。因为在五指中拇指对应肝，食指对应肺，中指对应心，无名指对应脾，小指对应肾，因此抓手握掌，提肛叩齿刺激大脑皮层，兴奋中枢神经，强化五脏六腑，以改善身体调节功能。

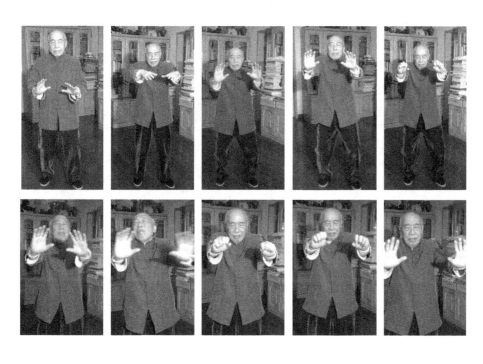

四、和合养生十二式

见龙摆头

双手分开，两臂平肩；手心向下，双手回收；

置于肩侧，手心左右；掌指上翘，略蹲吸气；

推向两侧，游动身体；尾椎至上，节节用力；

至于颈部，站直还原；颈椎为轴，头部摇摆；

又左又右，抓手握拳；提肛叩齿，咽津补气；

替换八次，重复三遍；头部重点，活力重现。

双手侧面平举，手心各向外侧，双手平衡内收靠拢两肩侧，然后略蹲吸气，左右游动身体，从尾椎骨向上至颈部；手臂也随之向外伸展，并立站直，然后头部左右摆动，抓手握拳八次。整套动作重复三次。

此动作活动腰部、头部，疏通任脉、督脉，能够促进诸阳上升，调顺百脉，使气血不衰。

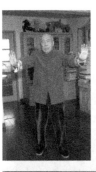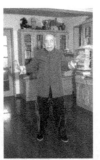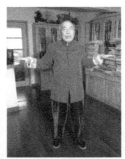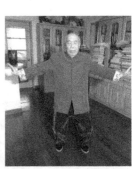

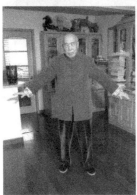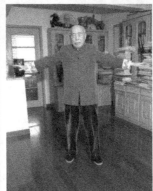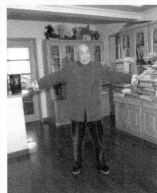

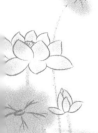

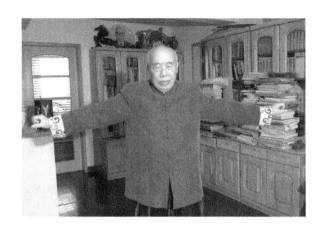

飞龙在天

肩膀放松，两臂下落；双手向内，五指拢合；

腋下画弧，上至委中；两手弹出，双脚向前；

双膝稍蹲，跳跃小步；双手平举，若球抱怀；

缓缓上举，至于头顶；合抱阴阳，尽收精华；

天地真气，经络通贯；头顶百会，气定神守；

心如止水，自然吐纳；任脉督脉，互动互济。

　　双手向内，五指合拢，从后背画弧，按住委中穴，随之从腋下向前弹出，同时，双脚向前跳跃一小步。然后双手手心向上做抱球姿势，缓缓上举至头顶，手心向头顶百会穴，将所吸天地之真气，慢慢贯入百会。整套动作重复三次。

四、和合养生十二式

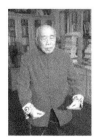 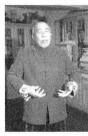 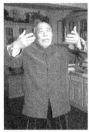 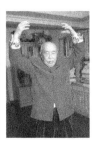 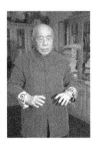

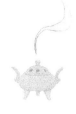

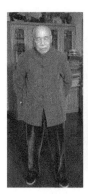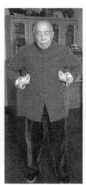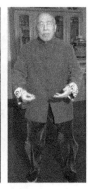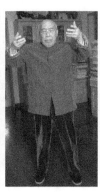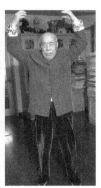

双龙戏珠

弯腰垂头，手指触坤；竭尽全力，排出浊气；

稍稍起身，左脚向左；平跨小步，旋转四五；

上拔颈椎，双手合抱；左手高举，头顶方停；

缓缓吸气，贯气百会；右手侧放，置于右腰；

手心相对，抬头向上；目对劳宫，眼睛转动；

舌头随同，眼明心亮；手沿耳侧，缓缓放下；

导气丹田，换以方向；左右轮转，右脚向右；

做功如左，双手叠置；抚摩肚腹，收势还原。

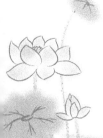

弯腰双手指头尽量触地，合阴通坤，以排出浊气；然后稍起身，左脚向左侧斜跨一小步，以腰椎为轴，旋转四十五度；左手缓缓高举至头顶，吸天地的元气贯于百会，合阳通天。右手放置于右腰侧，双手手心相对，伸颈抬头，眼睛直盯左手心劳宫穴，舌头伴随眼睛转动，顺时针、逆时针各转十六次，左手沿左耳侧缓缓导向丹田，吐气。然后右脚向右跨一小步，以腰椎为轴，旋转四十五度，右手缓缓高举至头顶，吸天地元气，贯于百会，眼睛直盯右手心劳宫穴，舌头伴随眼睛转动，顺时针、逆时针各转十六次，站直，双手叠置，男左里右外，女右里左外，摩腹，顺时针、逆时针各十六次。收势还原。

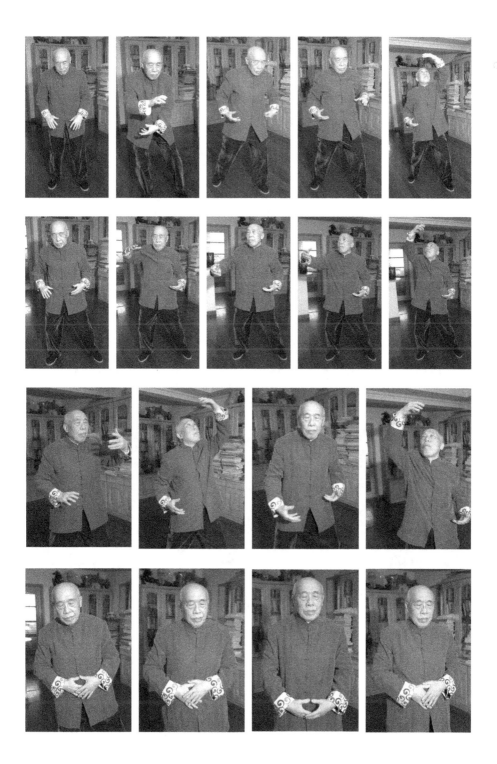

四、和合养生十二式

第二节 灵龟伸缩

乾坤健顺

开头起势，协调身心；舌抵上腭，排除杂念；

以颈带头，顺逆时针；转动头颈，以益凤池；

抓手握拳，提肛叩齿；头朝后仰，脚跟起垫；

头朝前点，脚跟平地；摆头左右，双肩随伴；

带动任督，会天通地；乾坤阴阳，健顺圆融。

起势完后，以颈椎为轴，带动头部顺时针、逆时针各转十六次，抓手、提肛、叩齿，先往后仰头，然后往前点头共三十六次。头朝上后仰时，脚后跟踮起，头朝下前点时脚后跟放下。此动作对于颈椎病、骨质增生、神经功能病有缓解作用。以颈椎为轴，向左、右侧方向摆动共三十六次。头前、后、左、右运动时，不断抓手、提肛、叩齿。

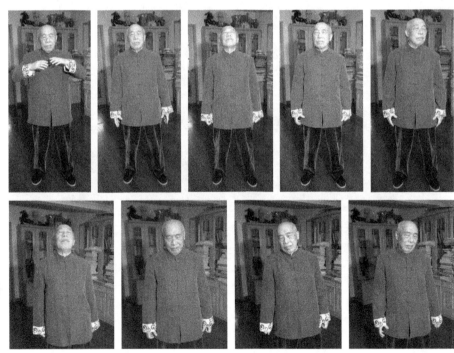

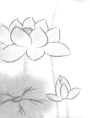

静动一如

内扣拇指，微力握拳；踮脚后跟，提肛吸气；

颈部用力，带头向上；向前向下；缩头抬肩；

开始脊尾，带动颈椎；摆动不断，垂珠抵肩；

吐气略蹲，头肩还原；重复三次，循环往复；

尾闾至颈，站直松肩；如是三次，九次抬肩；

缩头动静，向上向前；向下摆动，提裆收肛。

　　拇指内扣握拳，踮脚后跟，吸气，头向上、向前、向下运动，抬肩缩头，从脊尾至颈部摆动，使肩触及垂珠。然后头肩还原，吐气略蹲，重复三次。然后从尾闾至颈部摆动，站直，两手下垂，抖动双腿，如是三大次，共计九次抬肩缩头运动。活动全身经络关节和五脏六腑，增强全身血液流通，在每次头部向上、向前、向下运动和摆动时，均配合提肛。此节中，下蹲的时候上身尽量挺直。

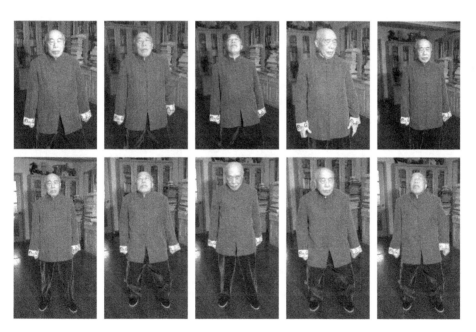

四、和合养生十二式

带动水充

手沿带脉，放置后腰；大拇指顺，命门按放；

吸气推肚，身稍后仰；吐气缩肚，体稍前俯；

转动腰身，气息相伴；前吸后吐，顺逆八遍；

带脉流通，活腰健肾；虚胸实腹，气沉丹田；

意守命门，沟通任督；预防闪腰，以治劳损。

    站立，双手放置后腰，大拇指按命门处，上身稍稍后仰前倾，缓慢地左右摆腰，转到前面时伴随吸气，转到后面时伴随吐气，顺时针、逆时针各转八次，以活动腹部内脏，腰部感到发热为止。

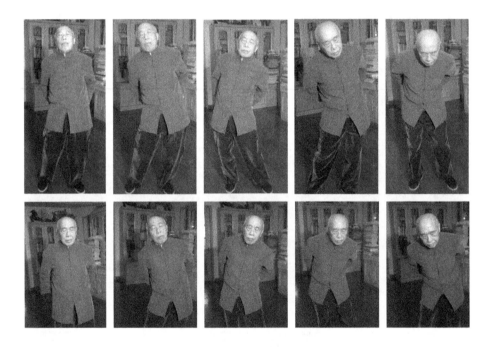

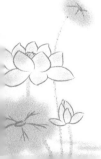

足阴完满

手离命门，指扣劳宫；守住真气，双手平举；

下蹲身体，放松手掌；气灌双膝，转动相继；

顺逆时针，正反内外；各各八遍，稍稍起落；

吸吐三遍，直冲足经；三阳三阴，随之疏通；

意念忓伴，直至涌泉；连接地阴，收势还原。

膝关节处筋腱很多，是人类活动度大的关节中承重最多的一个。《黄帝内经·素问·脉要精微论》上说"膝者筋之府"。双手从腰后命门穴起处拇指扣住劳宫穴，双手向前平举，略蹲把气灌在双膝内，双手掌心按住两膝，转动膝盖，顺时针、逆时针各八次，向外、向内转动膝盖各八次。使掌心与两膝发热，活动膝关节，疏通足六经（三阳三阴）。然后起落三次，疏筋活络，配合吸气和吐气。由涌泉而至脚趾，脚趾抓地，与地阴相通收势，还原。《黄帝内经·素问·厥论》言及"寒厥之为寒也，必从五指而上于膝者，何也？妨伯曰：阴气起于五指之里，集于膝下而聚于膝上，故阴气胜则从五指至膝上寒，其寒也，不从外，皆从内也。"因此，该动作可宣气通关，还可疏通奇经八脉中的阳跷脉、阴跷脉、阳维脉和阴维脉，能驱风逐寒，预防关节炎等症。

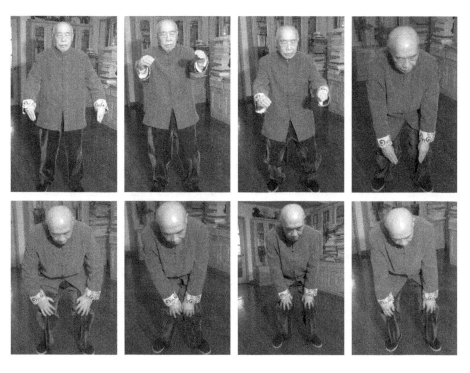

第三节　仙鹤独立

内外绸缪

先习起势，手半握拳；尾闾开始，前后打拍；

沿任督脉，由下而上；真气运行，沿胸至颈；

双手交叉，拍打双肩；激动脏腑，内外贯通；

外气入脏，培补内气；气息流转，全身舒畅；

自上向下，拍至臀尾；重复三遍，吐气还原。

　　起势完后。双手半握拳，挥动两臂，从尾闾（尾椎骨）开始，顺着任督二脉，自下而上，前后拍打任脉督脉。任脉沿腰起于会阴，经阴阜沿腹的中线向上，至于承浆。督脉起于长强穴。背脊上行，至于龈交。前后沿任督二脉拍打，使内外绸缪会通，阴阳二经，五脏六腑，都得疏通。接着双手交叉，拍打双肩，吸气，不仅疏通关节，而且以肩臂真气导向指腹，疏通三阳三阴经。然后自上向下拍打臀尾。吐气。重复三次。

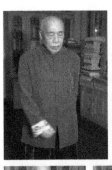 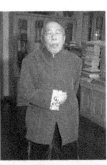 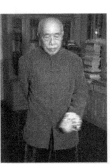 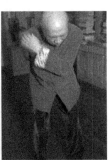

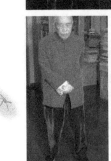 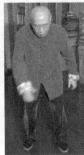 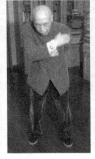 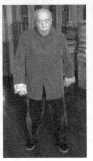 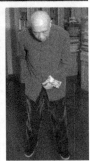

上下交感

双手拍腰，后侧八遍；腿后侧面，向下连拍；

至于后跟，复从腿前；上拍侧面，至于腰前；

再拍后腰，侧身八遍；腿外侧面，向下连拍；

至于脚踝，腿内侧面；再拍上来，至于腰背；

上下往复，前后外内；共拍三遍，收拾还原。

双手拍打腰侧八次，由腿后侧向下拍至脚后跟，然后从腿前侧拍上来，至腰部；再拍打腰侧八次，从腿外侧往下拍至脚踝；再从腿内侧拍上来，至腰部。此动作重复向后、前、外、内共拍三次。可以健肾活腰，疏通手三阴三阳，足三阴三阳经刺激双腿穴位，协调下肢经脉，包括足太阴脾经、足厥阴肝经、足少阴肾经、足太阳膀胱经、足少阴胆经、足阳明胃经，防止各种腿疾。"人老先老腿"，腿健是人越活越年轻的表现。

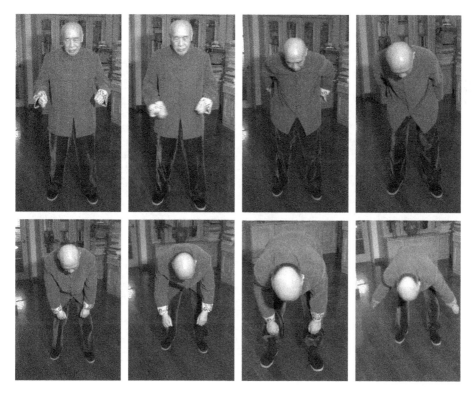

阴阳贯通

双手叉腰，右腿鹤立；小腿用力，踢蹬左脚；

左腿脚尖，有序动转；顺逆时针，各转八遍；

双手叉腰，左腿鹤立；小腿用力，踢蹬右脚；

右腿脚尖，有序动转；顺逆时针，各转八遍；

　　两手叉腰，右腿鹤立，先踢后蹬左脚，脚尖直伸，意在五趾，通在三经，脚尖画圆圈，转动左脚尖，顺时针、逆时针各转八次，叩齿、提肛；换左腿鹤立，先踢后蹬右脚，脚尖直伸，意在五趾，通在三经，脚尖画圆圈，转动右脚尖，顺时针、逆时针各转八次。左右共三次。

　　在"上下交成"功法基础上，再加"阴阳贯通"，进一步加强"上下交成"的功效。踢蹬腿以活动足阳经和足阴经，阴阳互补，通过脚尖顺逆时针转圈，以活动足腕各关节，和谐足阴阳各经络。可平衡身体机能，强化小脑平衡功能。

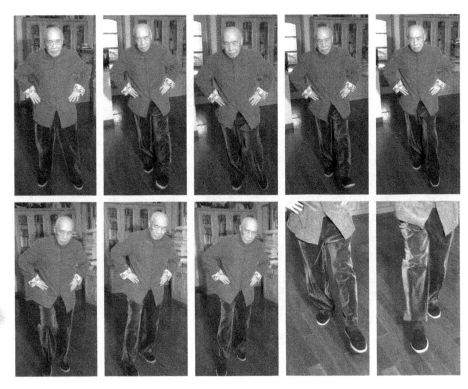

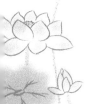

和合养生十二式

天人合一

双脚距离，比肩稍宽；半蹲身体，双手摆臂；

手臂手心，方向有序；从下向上，由里向外；

顺逆时针，各摆八遍；手至中央，将身上提；

上摆吸气，下摆吐气；双手叠置，站直松肩；

左右里外，男女相异；抚摩肚腹，收势还原。

　　双脚距离比肩稍宽，半蹲，双手左侧伸出，腰为轴心摆双臂，从下向上，手心由里向外，至手心向上，意念托起如意，与天地气贯通，然后顺时针、逆时针大转三周，各摆手臂八次，双手向上转至中央，身体上提，各做三次。手往上摆时吸气，往下摆时吐气。站直，双手叠置，将真气贯入下丹田，男左里右外，女右里左外，摩腹，顺时针、逆时针各十六次。收势，还原。天人合一功法是全身各肢体部位的活动，调节外在肢体与内在五脏六腑各关节的平衡协调，使周身气血得以在各经脉和身体各部流通，也使天地上下、左右内外的真气和合而为一。

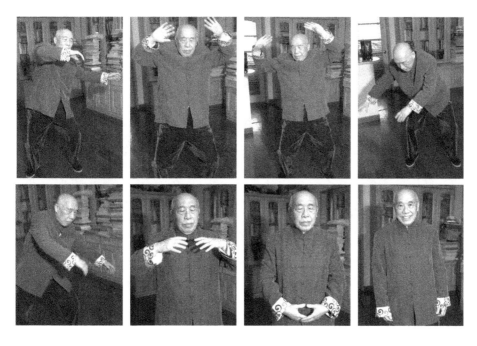

四、和合养生十二式

五、和合养生功

天元资始万物生，

地守其职亨以成；

和气流形御阴阳，

合承古今利永贞；

三阳三阴本正道，

材曷性情相与分？

养身养心达性命，

生生道体传精神。

在和合养生十二式基础上，再练和合养生功可得双倍功效。水常流不腐，户枢转不蠹，此功随时随地可练，方便可行且效果显著。

（一）抓头

抓头，顾名思义就是用双手去抓摸、轻按头部，按摩头皮、梳拿头发。古代医学认为，头乃诸阳之会，"三阳在头，三阴在手，所谓一也"（《黄帝内经·素问·阴阳别论》）。"诸阳之神气皆上会于头，诸髓之精气皆上聚于脑，头为精明之府"（《黄帝内经·素问·脉要精微论》）。"药王"孙思邈在《孙真人卫生歌》里唱道："天地之间人为贵，头象天分足象地。"苏东坡在《东坡全集·上张安道养生诀论》中亦言："梳头百余梳而卧，熟寝至明。"因此，常梳理头发，会促进诸阳上升（孙思邈）。

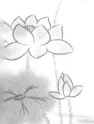

百脉调顺，气血不衰；促进脑部血液循环，防止脑疲劳，保持头脑清醒；抓头养生法除用于保健外，还可防止神经衰弱、高血压、动脉硬化、神经性头痛、小脑萎缩、脱发、白发和斑秃等疾病。巢元方等在《诸病源候论·伤寒病诸候上》一书中讲道："故病者头痛恶寒，腰背强重，此邪气在表，洗浴发汗即愈。"

而医学研究和生活经验表明，按摩头颈部，可促进颅内的血液循环，可以使脑细胞营养供给充分，提升大脑机能，使人变得更加聪明睿智。从经络学说来说，按摩头颈部可激发经络系统的信息传递，诱导激发脑细胞的生理机能，提高中枢神经活动水平，改善脑组织的营养与代谢，从而提升大脑的机能。此外，抓头可以缓解疲劳，清除紧张、焦虑，可以镇静安神，用于治疗失眠、多梦等，并可治疗或改善头痛、眩晕、耳鸣等症状，还有降血压的作用。

具体做法如下：

双手十指略弯成爪，屈曲并分开，从前至后做梳理头发的动作，从天庭穴向头顶梳理，再往后脑梳至玉枕穴的枕台，然后由玉枕穴沿两耳上推至天庭穴，连续三十六次，配合叩齿七十二次。抓时手指应直接接触皮肤，梳理时以头的两侧为主，以头顶为辅。抓头时应闭眼，心神安定，身体放松，自前额抓起，经头顶至后发际，再从后向前，循环往复，来回梳理，做到轻快流畅。

抓时主要用两个小指头的罗纹面进行按摩，其他手指随着小指的按摩用指甲抓头皮，动作匀缓轻柔，以免损伤头皮。每天晨起、午休及晚睡前各做一次，每次十分钟左右，平时有空亦可做，多做有益无害。如果在抓摩头部某一穴位时，意念集中在这个穴位，并且在呼气时抓，吸气时停，使心（意念）、气（呼吸）、形（抓摩）三者同时进行，效果更佳。

五、和合养生功

（二）浴面

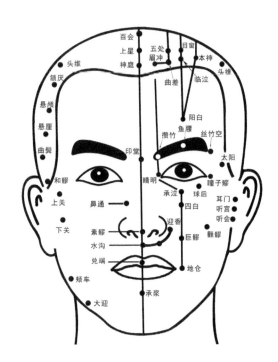

浴面又名摩面、擦面、干洗脸等。历代养生家十分强调"面宜多擦"。孙思邈在《摄养枕中方·导引》中言称："常以两手摩拭一面上，令人有光泽，斑皱不生""顺发摩顶良久，摩两手以治面目，久久令人目自明，邪气不干"。他又在《孙真人卫生歌》里提到："发宜常梳气宜炼，齿宜频叩津宜咽，子欲不死修昆仑，双手揩摩常在面。"浴面还在很多古籍中被提到。《寿世青编·十二段动功》提到："浴面：将两手自相摩热，覆面擦之。"《理瀹骈文》提到："晨起，非徒为光泽也，和气血而升阳益胃也。"《诸病源候论·时气候》提到："摩手掌令热，以摩面从上下二七止，去肝气，令面有光。"

而现代医学认为，擦面能改善血液循环，增强面肤弹性，减少皱纹，滋润脸色，光彩靓丽，延缓衰老，还可防止感冒、头痛脑胀、迎风流泪、牙痛鼻塞、面瘫淌涎。因此，浴面有畅通气血、祛风散寒、提神醒脑的效果，可用来防治感冒、鼻炎、头痛、失眠等症。

其具体做法：

双手搓三十六次，使两手搓热，掌心紧贴前额，双手从天庭（攒竹）穴顺两眼及鼻两侧往下至地仓穴，然后双手由地仓穴沿双耳内侧上推至天庭穴，连续三十六次。配合上下推动，叩齿七十二次。同时，配合揉点印堂。每日至少做两遍，方能生效。面部患有疮疖未愈时忌用。使手掌发热，在沿鼻两侧搓揉时，亦可预防感冒、鼻炎等疾病。

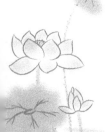

（三）叩齿

"天有列星，人有牙齿"（《黄帝内经·灵枢·邪客》）。叩齿，就是指上下牙齿有节奏、力度适中地反复叩击的一种自我养生保健的方法，俗称"叩天钟"。

古人认为齿健则身健，身健则长寿。孙思邈在《养生铭》中讲道："撞动景阳钟，叩齿三十六。"他又在《备急千金要方·齿病第六》中指出："每旦以一捻盐内口中，以暖水含，揩齿及叩齿百遍，为之不绝，不过五日口齿即牢密，凡人齿断不能食果菜者，皆由齿根露也，为此盐汤楷齿叩齿法，无不愈也。"在《备急千金要方·调气法第五》中讲："数数叩齿，饮玉浆，引气从鼻入腹。"《诸病源候论·九虫病诸候》谈道："叩齿二七过，辄咽气二七过，如此三百通乃止。"道家葛洪在其《抱朴子内篇·杂应》中谈道，每天清晨醒来，要叩齿三百次，这样牙齿就不容易动摇。《陆地仙经》记载说："睡醒时叩齿三十六遍，永无虫牙之患。"意即每天将上下牙齿有意识、有规律地互相叩击，就可以达到保护牙齿的目的。宋朝大诗人苏东坡也有叩齿健身的习惯，他曾说："近年颇留意养生……每夜以子后（三更三四点至五更以来）披衣起，（只床上拥被坐亦可）面东若南，盘足，叩齿三十六通。"（《东坡全集·上张安道养生诀论》）

明代医学家张介宾在《景岳全书·卷之二十八必集·杂证谟》中介绍了牙齿的重要性、牙齿疾病原因，以及如何医治、护齿、健齿。他认为古人提出的仅仅早晨和傍晚进行叩齿的办法并非完善叩齿的功能，"古有晨昏叩齿之说，虽亦可行，然而谷谷震动，终非尽善之道。"他认为叩齿除了可以护齿以外，亦可以治齿和健齿，"余每因劳因酒，亦尝觉齿有浮突之意，则但轻轻咬实，务令渐咬渐齐，或日行一二次，或二三次，而根自固矣"。清朝尤乘的《寿世青编》说："齿为筋骨之余，宜常叩击。"认为叩齿会筋骨健壮、精神爽快。乾隆皇帝是清朝寿命最长的皇帝，他的长寿秘诀里有"十常"，其云："齿常叩，津常咽，耳常弹，鼻常揉，腿常支，面常搓，足常摩，腹常旋，腰常伸，肛常提。"

现代医学认为：叩齿能促进牙齿周围组织及牙髓腔部位的血液循环，增加牙齿的营养供应，故能强壮牙齿，从而减少龋齿等牙病的发生，若经常叩齿，则面颊部不易塌陷，且咀嚼有力，牙齿也不易松动、脱落。此外，叩齿对大脑也有轻度的刺激作用，古有叩齿集心神，能祛烦恼、焦虑、忧愁等邪念之说，即叩齿对提高听力、预防耳鸣都有一定作用。

具体方法：

早晨起床后、午饭后、睡觉前各做一次，每次做三分钟左右，站立、坐着均可。眼平视前方或微闭，舌尖轻顶上腭部，上下牙齿互相叩击一百次。叩齿时思想集中，嘴唇轻闭，想自己的牙齿越叩越牢固。叩齿完后，用舌沿上下牙齿内外侧转搅一圈，将口水慢慢咽下。

坚固牙齿的方法除了叩齿外，还有舔牙和鼓漱。

舔牙：先用舌尖自上面的内侧至外侧各舔三圈，再用舌尖舔下面内外侧各三圈。舌舔牙龈，用舌抵住上牙内侧牙龈，从左至右舔压十次，然后依次舔压上牙外侧、下牙内外侧，各十次。

鼓漱：闭口咬牙，用两腮做空漱口动作，共十次，坚持半个月以上，口内多生津液（唾液），等津液满口时慢慢下咽，咽如硬食，送放胃中，再送丹田，此时可以听到肠鸣音，立感腹清肚软。

（四）咽津

咽津亦称"赤龙搅海""胎食"，是古代的一种强身健体方法。

孙思邈在《摄养枕中方·导引》中言："都毕，咽液三十过，导内液咽之""常以生气时咽液二七过，按体所痛处""凡咽液者，常闭目内视"。苏东坡谈到他的方法时说："候出入息均调，即以舌接唇齿，内外漱炼津液，若有鼻液，亦须漱使，不嫌其咸，炼久自然甘美，此是真气，不可弃之也。未得咽，复前法。闭息内观，纳心丹田，调息漱津，皆依前法。如

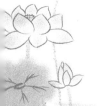

此者三，津液满口鼻也即低头咽下，以气送入丹田。须用意精猛，令津与精气谷谷然有声，径入丹田。又依前法为之。凡九闭息，三咽津而止。"（《东坡全集·上张安道养生诀论》）另外，在《云笈七签·符合》卷四十七有记载："若体中不宁，当反舌塞喉，漱漏醴泉，满口咽之。"古代养生家认为，咽津可以灌溉五脏六腑，滋润肢体肌肤；流通血脉神气，增强消化功能，延缓机体衰老。

具体做法：

上身自然挺直，安然坐于凳上，两腿分开如肩宽，两手轻放于大腿上，嘴唇微合，全身放松，掘除杂念。自然呼吸，轻闭双目，思想集中在口腔处。先用舌搅动口齿，一般是围绕上下牙齿运转，先左后右，先上后下，依次轻轻搅动三十六次。用力要柔和自然，然后用舌尖顶住上颚部一到两分钟，促使腮腺、舌下腺分泌唾液，待口中唾液满时，鼓腮含漱三十六次。漱津后，将口中津液分三小口咽下，咽时意识由口腔转移到丹田。初练此功时津液不多，久练自增。此功清晨、午休、睡时都可做，多做效果更佳。

（五）揉耳

《灵枢·口问第二十八》说："耳者，宗脉之所聚也。"《灵枢·五阅五使第三十七》又言："耳者，肾之官也。"《灵枢·邪气藏府病形第四》也提及"首面与身形也，属骨连筋，同血合于气耳"。耳朵虽为人体的一个小部分，但耳廓正面有三百多个穴位，背面有五十多个穴位，常用手掌或手指揉搓耳廓，能收到很好的保健效果。"聪耳者，可

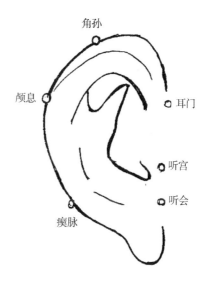

使听音。"《灵枢·官能第七十三》说，揉耳垂，可促使健脑养颜，使耳部血液循环，预防近视、白内障、青光眼及耳鸣、耳聋等。乾隆皇帝养生的方法之一就是每天早上起来搓耳朵。

具体做法：

（1）揉耳廓外缘：这一带的耳穴主要对应于人的四肢。双手拇指和食指沿双耳的天轮由上自下揉至垂珠，连续三十六次，后拉三十六次，前拉三十六次，然后右手绕过头顶上提左耳三十六次，左手绕过头顶上提右耳三十六次，按摩两耳天城、天郭、风门等。按摩耳廓，没有严格的要求，闲暇时可随时做，有条件者最好分早、中、晚或更多次揉搓，每次约五到十分钟，以发热为度。长期揉耳廓外缘，可以使四肢强健。

（2）揉耳垂：将食指和中指并拢，塞入耳腔，拇指放在耳垂后面，三个指头尽量将头面区全部捏住，进行揉动。食指和中指不动，拇指做搓揉动作，先顺时针揉三十六次，再逆时针揉三十六次。揉完以后，再把耳垂往下拉一拉。揉耳垂，要坚持做效果才会好。

（3）掏耳窝：耳窝就是耳朵的中心区，五脏六腑对应的耳穴都在耳窝里，要调和五脏，就得对耳窝里的各个点进行刺激。把食指或中指的指甲剪短，放进耳窝里，用力来回掏，争取让手指触及耳窝的每一处，掏三十六次。

（4）捏三角：捏三角，就是捏耳朵上的三角区，这一区域集中了泌尿生殖系统的许多穴位，还有交感、神门这两大要穴。捏这个区域，可以滋阴补肾，还能调整体内植物神经，调节排泄机能。食指和中指托住三角区的背面，拇指按在三角区上，捏紧，食指和中指不动，拇指做搓揉动作，先顺时针搓揉三十六次，再逆时针搓揉三十六次。

（5）摩耳背：耳背上有一条沟，叫做降压沟，它对应人体的脊背。摩耳背的作用相当于捏脊，可以调畅全身的气血。食指和中指塞进耳窝，从反面托住降压沟，拇指指腹沿着降压沟从上往下摩擦，摩擦三十六次。

（6）搓全耳：通达全身，在对耳朵的各个区域进行了一遍按摩之后，

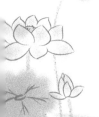

还要搓一次全耳。这样可以增加耳部血液循环，提高听力，使气机更加顺畅，通达全身。整套动作做完之后，会觉得耳朵发烫，浑身充满暖意，手上也微微出汗。

（六）鸣天鼓

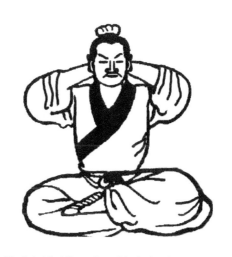

耳为肾之外窍，肾通过经络系统直接影响全身各个脏器的功能，从而对人的整体健康起促进作用。"鸣天鼓"是我国流传已久的一种养生方法，孙思邈在《养生铭》中写到："亥寝鸣云鼓，寅兴漱玉津。"《圣济总录》讲："击天鼓，天鼓者，耳中声也。"《十二度按摩图》讲：鸣天鼓治头晕目眩，可"醒神益脑""清心明目"。李白的《玉真仙人词》言道："玉真之仙人，时往太华峰。清晨鸣天鼓，飙欻腾双龙。弄电不辍手，行云本无踪。几时入少室，王母应相逢。"因此，历代医学家创造了多种形式的耳朵保健功：左手向上牵拉左侧耳朵，右手向上牵拉右侧耳朵，各数十下，或双手相交各牵拉对侧耳朵，即能使耳朵气血畅通。以两手掌掩住双耳，并用手指叩击头部三十六下，以听到耳内有隆隆之声即可。此法又叫"击天鼓"。耳后头枕骨内是十二经络的诸阳经聚会之所，又是小脑所在部位，故轻击可清醒头脑，增强记忆，可促进后脑血液循环，保持左右脑清醒，也可预防脑萎缩、耳鸣和耳聋。特别是在早起或疲劳之后，效果更为明显。

具体做法：

（1）用双手分别按、揉、摩两耳廓，然后分别牵拉引动两耳廓，直到耳廓微红发热为止。

（2）双手掌按住双耳，掌心掩按耳孔，手指紧按后头枕骨部不动，再骤然抬离，这样一按一放八次。连续八次。

（3）双手掌心紧按两耳孔，两手中间三指轻击后头枕骨（小脑部）十几次。然后双手掌按住双耳，食指中指轻弹后脑八次，能听到拨敲声，反复三次。

（4）两手中指或食指插入耳孔内转动三次，再骤然拔开，这算做一次，这样共进行三至五次，对延缓听力衰退有帮助。

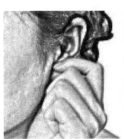 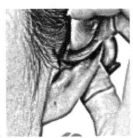 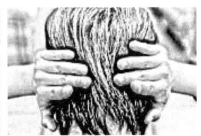

（七）搓颈

颈部是连接躯干与头颅的重要部位。在日常生活当中，人们总是低头或埋头学习、工作，这样姿势不对，站立行走时又要保持头的中立位，因此颈部在日常生活中是极易劳损的部位。搓颈有助于缓解颈部的疲劳，预防和治疗颈部的劳损和疾病，如颈椎痛、颈椎突出、椎骨增生等，同时颈部的保健按摩也有助于缓

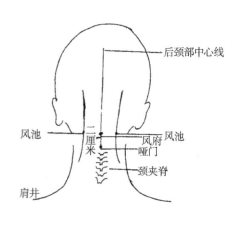

解头部症状，特别是后枕部的疼痛，如压迫脑神经造成的头昏、头痛等疾病。搓颈时可根据个人具体情况选择用力的大小，一般来说，疼痛时就用力些，时间相对延长；平常保健时就可轻一些。

具体做法：

用拇指与其余四指捏拿颈部两侧的头夹肌和斜方肌的上部，搓捏时应使捏拿产生的力量作用在肌肉层，双手掌从上到下来回搓颈椎一百次，使之发热为止。

（八）揉喉

双手拇指和食指从颌下至颈末尾，双手交替揉一百次，使之发热。可预防感冒、慢性支气管炎、气喘、咽喉发炎和红肿等疾病，也可预防颈部皮肉臃肿和松弛。

具体做法：

（1）揉颈脖：用拇指、食指、中指揉捏脖颈部两侧肌肉，使局部发红、发热。作用：加强咽部新陈代谢，促进炎症吸收。

（2）揉喉颈：用一手拇指及其余四指分开置于咽喉部气管两侧，自上向下，向着心脏方向反复摩动五分钟左右（左右手交替进行），使喉颈部皮肤稍潮红发热；以中指指尖由上向下按压天突穴。作用：防治咳嗽气喘、嗓音衰弱、咽喉堵塞等症。缓解慢性咽炎、咽喉肿痛、呼吸不爽、声音嘶哑等症状。

（3）抠松喉头：头部略前倾，脖颈放松，将食指与拇指放在舌骨与喉结之间，以均匀的力量和柔和的动作反反复复插进两块骨头之间的空隙，以促使间隙加大、喉肌放松。作用：减轻慢性咽喉炎、急性咽炎、声带充血水肿引起的嗓音嘶哑，防治发声无力及老年性嗓音衰老等症。

（九）护胸

古代养生家十分重视胸腔的保养，认为保养得当，可抗邪防病、强身健体。胸背部的保护以保暖避寒为主，此外还要加强胸部的锻炼。我国古代医学家在实践中创造了一套按摩和击打并重的护胸养生法。经验证明，此法能宽胸顺气、活血提神、延缓衰老。现代医学表明，如果经常按摩或拍打胸部，能提高机体抗病能力，预防冠心病、肺气肿、发育不良，并能治疗胸闷、心慌、气急、肋痛等症。

具体做法：

（1）捶胸：站立，全身自然放松，双手握拳，先用左拳捶右胸，由上至下，再下至上，再用右拳捶左胸，左右各两百次。捶胸后，接着捶背，深呼一口气或长啸一声，有助于呼吸吐纳。捶胸时，动作要先慢后快，快慢适中，不要过猛。

（2）拍胸：五指并拢，手掌微屈，用掌拍击胸部。既可单手交叉拍胸，亦可双手同时拍打两侧胸部。自上而下，反复数遍。

（3）擦胸：两手搓热，先右手，后左手，自上而下，平擦胸部，使胸部微热。再两手呈梳子状，分别从上而下在两侧梳理，反复十次。

（十）握固

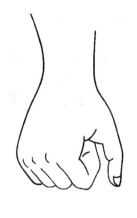

又名握拳、握掌等。因为手能握、能摄，所以对人的日常生活非常重要，"掌受血而能握，指受血而能摄"（《黄帝内经·素问·五藏生成》）。《道枢·众妙篇》讲到握固怎样做："握固者何也？吾左右拇指施其四指或四指总握其拇指，用左右手以挂腰腹之间者也。"苏东坡解释握固为"以两拇指握第三指，或第四指握拇指，两手挂腰腹间也"（《东坡全集·上张安道养生诀论》）。《老子》第五十五章讲："骨弱筋柔而握固。"葛洪讲："握固守一。"《云笈七签》讲："握固与魂魄安户也，此固精明日，留手还魂法，若能终日握之，邪气百毒不得入体内。"这种手式具有助心气归一、凝神定气、辟邪毒之气的作用。

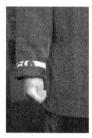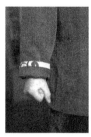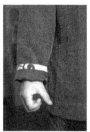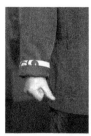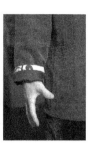

（十一）摩腹

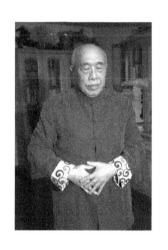

宋代高寿诗人陆游也常做"摩腹功"。他在诗中多次提到："解衣摩腹西窗下，莫怪人嘲作饭囊"（《早饭后戏作》）；"解衣许我闲摩腹，又作幽窗梦一回"（《过献讲丰桑涬精舍》）；"摩挲便腹一欣然"（《咸齑十韵》）；"小庵摩腹独彷徉，俗事纷纷有底忙"（《庵中晚思》）。孙思邈亦主张"使人以粉摩腹上数百遍，则食易消，大益人，令人能饮食无百病"（《备急千金要方·道林养性》）。作为养身之道，摩腹可以给腹部的穴位以良性刺激，调节胃肠道的蠕动功能。搓法保持中等刺激量，动作要灵活、不滞涩，搓动要快速均匀，移动要缓慢，这样便可行气活血、疏经通络，激发腹部诸穴之经气，推动气血运行，加强胃肠道的血液循环，防止胃肠消化功能失调，从而以滋养脏腑、调节阴阳。还可强健腹部肌肉，促进血液及淋巴液循环，增强胃肠蠕动和加强消化液分泌，改善消化吸收功能，防止习惯性便秘和慢性胃肠炎，并可辅助治疗失眠、糖尿病、高血压、冠心病、胃痛、呕吐、腹胀、腹泻、便秘等疾病。

具体方法：

以两手的食指、中指、无名指按剑突下（即心窝部），先左后右顺摩圆各转二十一圈。三指由剑突下再向下顺摩，边摩边移，摩至耻骨联合

五、和合养生功

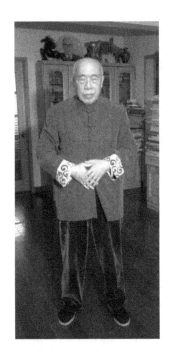

处为止，往复二十次。由耻骨联合处向两边分摩而上，边摩边移，摩至剑突下为止。以脐为中心，用右手掌向左绕摩二十圈，再以左手掌向右绕摩二十圈。摩腹宜在饭前或睡前进行。手法以柔软舒缓为宜，体位可采取坐式或仰卧式，应凝神静心、排除杂念。另外，消化道疾病出血或炎症期间，不宜摩腹。

男性做法是：左手叉腰或放在左大腿根（仰卧做时手的位置不限），右手从心口窝左下方揉起，经过脐下小腹向右擦揉，回到起点为一次，共揉三十几次。然后右手叉腰或放在右大腿根，左手再揉擦三十几次，揉法同上，只方向相反。揉腹用力要轻。由于此功费时，无肠胃病者，可不做，也可只揉擦五至六次。

基于妇女的生理特点，女性做法为：手掌搓热，左手叉腰（拇指在前，四指在后），右手掌心由心口窝处，向左下方旋转，旋转一周为一次，可揉转几十次。然后右手叉腰，左手掌心自肚脐处，向右下方旋转，经过小腹（耻骨边缘）回到原处为一次，也揉转几十次。左右手揉转的部位不同：右手揉转于肚脐上方和心口窝下方之间，方向是向左下方开始转起，而左手则揉转于肚脐下方和小腹一带，方向是向右下方开始转起。可以增强脏腑、帮助消化、调经聚气。

（十二）摩腰

中医认为，腰为肾之府，腰部的好坏，反映着每一个人肾的虚实。腰背部是保持人体直立功能的主要承担部位。人们在日常生活和工作中，绝大部分时间腰背部是处于屈曲、半屈曲、直立的状态，因此腰背部肌肉绝

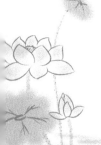

大部分时间处于紧张状态，这就导致腰背部的肌肉容易劳损。在劳损的基础上，又会产生新的损伤。摩腰能补肾益气、强腰健骨、聪耳明目，不仅能治疗泌尿生殖系统疾病，缓解一些妇科病的症状，如痛经、闭经等，而且可缓解腰部疲劳及因劳损产生的腰酸背痛等症状，也可预防腰背肌劳损、疏通血气、延年益寿。

几种具体做法如下：

（1）两手拇指按于肋弓下缘，其余四指放于后腰处，先顺时针揉按三十六次，再逆时针揉按三十六次；然后两手掌自后腰部至尾骨端，上下反复斜擦三十六次。做到轻而不浮，重而不滞，自上而下操作。

（2）两手握拳，以拳眼对两侧腰部，上下搓动约三十次，动作要压力适中、快速有力。

（3）自然站立，全身放松，双手半握拳或手指平伸均可，然后腰部自然而然地左右转动，随着转腰动作，上肢也跟着甩动。当腰向右转动时，带动左上肢及手掌向右腹部拍打，同时右上肢及手背向左腰部拍打。如此反复转动，手掌或拳有意识地拍打腰部、腹部，每侧拍打两百次。

（4）双掌揉法，广泛深透地按揉脊柱两侧的腰背肌，时间约五分钟。

（5）用掌根分别推背部督脉、两侧夹脊线、足太阳膀胱经第一侧线和第二侧线，两侧共七条线。每条线推三至五遍。以掌根着力，手指在前，掌根在后，督脉应从大椎穴推至长强穴，足太阳膀胱经应分别从第一侧线和第二侧线开始推至昆仑穴。

（十三）提肛

古人将肛门称为"五谷残渣之泄道"，而"撮谷道"就是做肛门收缩上提之法，乃是一种很独到的养生之术。孙思邈《摄养枕中方》中就有"谷道宜常摄"的记载，摄就是收缩。人进入中年以后，身体各种机能开始下降，肛门松弛，易患痔疾、脱肛、便秘等症，这是人体衰老的一个重要信号。若此时不采取积极的防治措施，发展下去定会影响人的健康。"提肛"可固精益肾、延缓衰老。一般若能坚持提肛一年以上，即可见效。

具体做法：

两腿分立与肩同宽，两手并贴大腿外侧，两眼正视前方，全身放松，以鼻吸气，缓慢匀和，吸气的同时，用意提起肛门，包括会阴部，肛门紧闭，小肚及腹部稍用力同时向上收缩；稍停，放松，缓缓呼气。呼气时，腹部和肛门要慢慢放松。这样一紧一松，做十余次。每日早晚各一遍。提肛运动就是一提一松，反复进行。站、坐、行均可进行，每次做提肛运动五十次左右，持续五到十分钟即可。

提肛运动能改善局部血液循环，改善肛门括约肌功能，预防肛门松弛，对防治期痔疮和脱肛颇见功效；亦可以对前列腺进行按摩，可促进会阴部的静脉血液回流，使前列腺充血减轻、炎症消退。

（十四）摩足

摩足是我国流传已久的自我按摩法，能滋阴降火、强腰健肾、益精填髓。宋朝大文学家苏东坡数十年如一日，早晚摩足，从不间断，直到晚年仍精神抖擞，老而不衰。在《养生诀》中记载了摩足方法。宋人陈直在《寿亲养老新书》中更作了详细介绍："其穴（涌泉穴）在足心之上，湿气皆从此入。日夕之间，常以两足赤肉更次用一手握指，一手摩擦。数目多时，觉足心热，即将脚指略略转动，倦则少歇。或令人擦之亦得，终不若自擦为佳。"陈书林云："先公每夜常自擦至数千，所以晚年步履轻便。"经常摩脚心，健脑通神明。早晚摩脚，降低肝火，脚趾多动，疾病少碰。常搓脚心，补肾滋阴。涌泉通全身，常摩助长生。搓摩足心，可促进血液循环，刺激该处的神经末梢，促进尿酸排出，祛病延年。摩足还可治疗失眠多梦、头晕、目眩、咽喉肿痛、高血压、心悸等多种疾病。

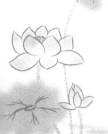

和合养生十二式

具体做法：

（1）搓足心：可早晚两次在床上进行，两脚心相向，先把双手掌搓热后，左手掌搓右脚心，右手掌搓左脚心，至脚心发热。

（2）按压涌泉穴：此穴在脚底心凹陷中，在足底前三分之一与后三分之二交界处，用中指或食指端由脚心向脚趾方向做按摩，每次按一二百下，每隔几天按摩一次，能够补肾健脑、强身健步。

五、和合养生功

六、附录解释

（一）专业术语

潜龙：出自《周易·乾卦》初九爻辞："潜龙勿用"。这个"潜"隐喻事物在发展之初，虽然有发展的势头，但是比较弱小，所以应该小心谨慎，不可轻举妄动。

见龙：出自《周易·乾卦》九二爻辞："见龙在田，利见大人"。龙出现在土田上，有利于大德之人出来治事。一个胸怀大志的人，已经崭露头角，但要能成事、成大事，还要向有智有识的人物学习，才会有利于自身的发展。

飞龙：出自《周易·乾卦》九五爻辞："飞龙在天，利见大人"。比喻帝王在位。孔颖达疏："谓有圣德之人得居王位。"

绢缊：《周易·系辞下》谓"天地绢缊，万物化醇"。孔颖达疏为"绢缊，相附着之义""唯二气绢缊，其相和会""天地绢缊，和合二气"。这里是指阴阳二气的相互作用产生了万物。"绢缊"描绘了二气相互作用时的那种神态和气象，即各种不同方式过程的相互作用，才自始至终是变化的根本原因。

（二）穴位说明

1.天庭穴

据《幼科推拿秘书·穴象手法》："天庭穴，即天门，又名三门。"天

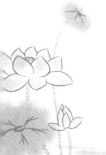

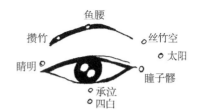

门也名攒竹，位于两眉中（印堂）至前发际成一直线。操作时，一般作为推拿起式。术者两拇指交替自下向上推三到五分钟，称"推攒竹"或称"开天门"。含有天人相应、开经穴之意。若自眉心推至囟门，三十到五十次，称为"大开天门"。"开天门"具有开经络、开穴位、活气血、调阴阳和祛风解表、开窍醒脑、镇静安神、明目等作用，还能疏风、解表、开窍，治疗风邪外感之恶风发热、头痛、身痛、无汗等，该穴道是治疗头部、颈部、脊椎，以及神经类疾病的重要首选穴之一。

2. 百会穴

百会穴位于两耳尖连线的中点，头顶中央，在头顶正中线与两耳尖连线的交点处。百会穴是诸阳之汇，是人体的最高处，位居颠顶部，其深处即为脑之所在；且百会为督脉经穴，督脉又归属于脑。百会穴首见于《针灸甲乙经》，归属督脉，别名"三阳五会"。《采艾编》云："三阳五会，五之为言百也"，意为百脉于此交会。百脉之会，百病所主，故百会穴的治症颇多，为临床常用穴之一。百脉之会，贯达全身。头为诸阳之会、百脉之宗，而百会穴则为各经脉气会聚之处。穴性属阳，又于阳中寓阴，故能通达阴阳脉络，连贯周身经穴，对于调节机体的阴阳平衡起着重要的作用。百会穴的主治疾病为头痛、头重脚轻、痔疮、高血压、低血压、宿醉、目眩失眠、焦躁等。

3. 睛明穴

睛明穴是足太阳膀胱经俞穴，位于目内眦外，在鼻梁两侧距内眼角半分的地方。穴主目视不明，故名睛明穴。用手指按在穴位上挤压、上下移动，可以感觉到鼻梁深处有隐痛。临床上常用按摩此穴位以缓解眼睛疲劳。用指

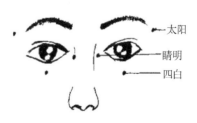

按、指擦的方法，擦、按目内眦（内眼角）的睛明穴。

（1）指按法：端坐，用两手食指按住穴位，上半身稍向前倾，低头。呼气，渐渐用力强按穴位，再吸气，身体放松，恢复原坐姿。

（2）指擦法：两手食指从穴位至额头上方，呼气并慢慢擦揉穴位。

（3）指按法一次，指擦法一次，即一回。左右各做三至六回。

4. 玉枕穴

玉枕穴亦称"玉枕"。该穴位于人体的后头部，当后发际正中直上二寸五分、旁开一寸三分平枕外隆凸上缘的凹陷处。《医宗金鉴·刺灸心法要诀·膀胱经穴歌》："五处承光接通天，络却玉枕天柱边。"《医宗金鉴·膀胱经分寸歌》："承通络却玉枕穴，后循俱是寸五行。"（注："从络却后行一寸五分，玉枕穴也。"玉，金性器物，肺金之气也。枕，头与枕接触之部位，言穴所在的位置也。）该穴名意指膀胱经气血在此化为凉湿水气。此处有枕肌，有枕动、静脉，布有枕大神经分支。玉枕穴的主治疾病为头痛、颈痛、目痛、鼻塞，能升清降浊。

5. 水充穴

水充穴位于第一腰椎与第二腰椎刺突之间，连接肾经及六俯神经。主治疾病为经闭、子宫炎、肠炎、闪腰、岔气、急性肠炎。

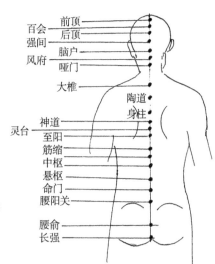

6. 命门穴

命门穴位于人体的腰部，当后正中线上，第二腰椎棘突下凹陷处。指压时，有强烈的压痛感，可以补肾壮阳、强筋健骨。命门穴的主治疾病为腰痛、肾脏疾病、夜啼哭、精力减退、疲劳感、老人斑、青春痘等。

7. 委中穴

委中穴位于膝部腘窝的正中，是足太阳膀胱经的合穴。因为属于从腰

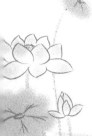

背而来的膀胱经的两条支脉的会合之处，所以是治疗腰背病的要穴。

8.列缺穴

列缺穴位于手上，两手虎口自然平直交叉，一手食指按在另一手桡骨茎突上，指尖下凹陷的地方就是列缺穴。

9.膂尾穴

膂尾穴，又名中膂穴、中膂内俞穴，也名脊内俞穴、中膂俞。中，与外、与旁相对，指体内。膂，脊骨也。俞，输也。该穴名意指脊骨中的气化之气由此外输膀胱经。本穴位于脊背下部，脊骨为肾之所主，内藏水液，水液气化后由此外输膀胱经，故名。别名之意与中膂俞同。该穴位于人体的骶部，当骶正中嵴旁一寸五分，平第三骶后孔。中膂穴的主治疾病为泄泻、疝气、腰脊强痛。

10.尾闾穴

尾闾穴，又名长强穴。在尾骨尖端下，尾骨尖端与肛门连线的中点处。属督脉之络穴，别走任脉。尾闾穴的主治疾病为肠风下血、久痔瘘、腰脊痛、两便难、头重、洞泄、呕血、惊恐、斜视、遗精、阳痿等与肾精相关的病症，现多用于治疗癔病、腰神经痛等。

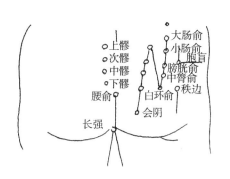

七、自然与养生

养气固根定天地，

生老枯荣改鬓眉；

顺时涧草岩花在，

四方闲吟寻渊明；

时容虚怀参众妙，

和同春风送渡关；

合散几何遂人意，

应逐嫦娥驾老蟾；

养我岁暮方以老，

生世本道净无尘。

寒来暑往，周而复始，春生秋杀，年复一年。天有四时气候的不同变化，地上万物有生、长、收、藏的规律，人体亦不例外。孙思邈在《备急千金要方卷一·诸论·论治病略例》中言道："人始生，先成其精，精成而脑髓生。头圆法天，足方象地，眼目应日月，五脏法五星，六腑法六律，以心为中极。"人的生命的自然规律，也是人由生到死的自然法则。生生死死，死死生生，从无到有谓之造，从有到无谓之化，这就是天地造化之本能。人又以天地之气生，四时之法成，也就必须受自然规律的支配和制约，即人与天地相参，与日月相应。苏东坡认为养生不仅能够改变一个人的容颜，亦能够养心、养情，从而逸志。"轼近颇知养生，亦自觉薄有所得，见者皆言道貌与往日殊别，更相阔数年，索我阆风之上矣。兼画

得寒林墨竹，已入神品，行草尤工"（《东坡全集·与王定国书》）。而这种天人相应或称天人合一学说，是中医效法自然、顺时养生的理论依据。因此，中医学在养生保健和防病治病中，告诫人要"顺四时而适寒温"，处处强调人与自然界是统一的整体，人应该应天地阴阳四时五行，即"天人相应"。

养生之道历史悠久，据文字记载可追溯到黄河中浮出龙马，背负"河图"，伏羲依据河图、洛书而观象画卦。他仰观天文，俯察地理，近取诸身，远取诸物而成先天八卦，后经周文王演变为六十四卦三百八十四爻，可以说是尽性命之理，寓养生之道，远在六合之外，近于一身之中。据文渊阁《四库全书》记载，单就"养生"二字就有 11 200 处，其中经 1167 处、史 2049 处、子 4275 处、集 3635 处，此外附录 74 处，可见养生在中国文化传统中的影响是深远的。

以孔子为首的儒学继承和发扬尧、舜、禹、汤、文、武之道，周公之礼，以"修齐治平"为入世之法，"智者乐，仁者寿"。其门徒曾子《大学》、子思《中庸》，都着重阐述孔门的养生修身心法。曾子谓"止于至善。知止而后有定，定而后能静，静而后能安，安而后能虑，虑而后能得"。子思则称："致中和，天地位焉，万物育焉。"曾子的"止于至善"和子思的"致中和"都是要求把握思维、调适性情，使之处于中庸和合的至善之地，这有益于心身的健康。诸如"仁""中""诚""理""性"都是孔门正心修身的核心，也是古圣先贤独觉之处。又如孟子所说的"人有鸡犬放，而知求之，有放其心而不知求"。养生之道无他，就是懂得"收放心"，这样才能"养吾浩然之气"。可见儒家的养生之道是与其治世之道合二为一的。

以老子为首的道家，提倡"虚无"或"无为"，在养生上则是虚其心而实其腹，从而强其身而壮其骨，"恍兮，惚兮，其中有物，杳兮，冥兮，其中有精"。庄子《南华经》说："可以保身，可以全生，可以养亲，可以尽年"（《养生主第三》）。"形者，犹足以养其身，终其天年"（《人间世第四》）。"心养汝徒，处无为而物自化"（《在宥第十一》）。魏伯阳《参同契》："经营养鄞鄂，凝神以成躯"（《日月悬象章第三》）。"内以养己，安静虚无"（《炼己立基章第六》）。"将欲养性，延命却期。审思后末，当虑其先。人所秉躯，体本一无"（《养性立命章第二十》）。张伯端的《悟真篇·序》说："老氏以炼养为真，若得其枢要，则立跻圣位；如其未明本性，则犹滞于幻形""养正持盈，要在守雌抱一""及乎篇集既成之后，又觉其中惟谈养命固形之术，而于本源真觉之性有所未究"等，都阐述和发扬着道家的养生观。

此外，《黄帝内经》是我国现存最早也是至今以来地位最高的中医经典理论巨著。它集中反映了我国古代医学的成就，奠定了中医学的理论基础。如"精则养神，柔则养筋"（《黄帝内经·素问·生气通天论》）认为古来贤人智者都是顺应自然而谈论养生，故能够长生久视。"惟贤人上配天以养头，下象地以养足，中傍人事以养五藏"（《黄帝内经·素问·阴阳应象大论》），"故智者之养生也，必顺四时而适寒暑，和喜怒而安居处，节阴阳而调刚柔。如是，则僻邪不至，长生久视"（《黄帝内经·灵枢·本神》）。故《黄帝内经》所蕴涵的"天人相应""内外兼修""从人体生命活动过程出发"的整体养生思想，提倡的"四时养生""调摄情志""导引按摩""吐纳服气""调节饮食起居"的养生方法，为探寻我国古代养生思想提供了理论依据。

值得补充的是，在《悟真篇》里，多次提到"和合"，如"方能追二气于黄道，会三性于元宫，攒簇五行，和合四象，龙吟虎啸，夫唱妇随，玉鼎汤煎，金炉火炽，始得玄珠成象，太乙归真""坎电烹轰金水方，火发昆仑阴与阳。二物若还和合了，自然丹熟遍身香""内药还同外药，内通外亦须通。丹头和合类相同，温养两般作用""雄里内含雌质，真阴却抱阳精。两般和合药方成，点化魂灵魄圣"均为阴阳和合乃通天地之精华灵气，从而达到养生的效果。而《神农本草经》中，也出现合和二字，如"药有君、臣、佐、使，以相宣摄合和宜""药有阴阳配合，子母兄弟，根茎花实，草石骨肉；有单行者，有相须者，有相使者，有相畏者，有相恶者，有相反者，有相杀者。凡此七精，合和时之"。在《黄帝内经》里也谈及"和合"，如"五谷之津液，和合而为膏者，内渗入于骨空，补益脑髓，而下流于阴股"（《灵枢·五癃津液别》），"阴阳之气，其新相得而未和合，因而泻之，则阴阳俱脱，表里相离，故脱色而苍苍然"（《灵枢·血络论》）。由此可见，"和合"无论是在医学上还是在养生过程中，都是重要的过程范畴，大到自然界的阴阳和合，小到人体内的津液和合，都是自然界万物正常生存次序的保证。

（一）气与阴阳

阴阳是在仰观天文、俯察地理、以类万物之情状的基础上发展起来的，天地万物俱分阴阳。"夫自古通天者，生之本，本于阴阳"（《黄帝内经·素问·生气通天论》）。"阴阳者，天地之道也，万物之纲纪，变化之父母，生杀之本始，神明之府也。""积阳为天，积阴为地。阴静

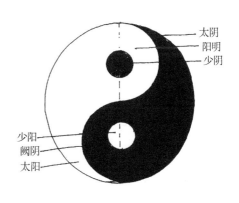

阳躁，阳生阴长，阳杀阴藏，阳化气，阴成形"（《黄帝内经·素问·阴阳应象论》）。"阴阳者，万物之能始也"（《黄帝内经·素问·阴阳应象论》）。无论是自然界的生长或收藏还是人类的生老病死都是气盛衰变的过程，都由阴阳二气推动。因此，阴阳学说是对世界本原的一种体认，不仅具有自然观的特征，而且更具有方法论的性质。

阴阳学说是由太极哲学思想派生出来的，太极与阴阳构成了宇宙万物的基础，没有太极作为前提而侈谈阴阳，阴阳就变成了无根之气，难以得到正确理解。《悟真篇》道："太极是气，内含阴阳，一物两体""道自虚元生一气，便从一气产阴阳。阴阳再合成三体，三体重生万物昌""草木

阴阳亦两齐，若还缺一不芳菲"。《黄帝内经·类经图翼·运气》讲："造化之机，不可无生，亦不可无制。无生则发育无由，无制则亢而为害。"《黄帝内经·素问·全真要大论》言："谨察阴阳所在而调之，以平为期。"由此可见，阴阳学说着重分析了天地万物产生的本原，认为气是天地万物无限多样性根据的基础，气是自身运动的根源和一切事物运动变化的根本原因。《黄帝内经·素问·六节藏象论》曰："气合而有形，得藏而有名。"以气之聚散来说明有形与无形之间的内在联系，强调事物的产生和消灭只是气的存在形式的转化，回答哲学本体论的问题。

在《黄帝内经》里专有《宣明五气篇》来论气之重要性，曰："以养五气，气和而生，津液相成，神乃自生。"又因五气的不平衡或紊乱，而导致五邪、五恶、五劳、五液、五禁等。因此，对五气必须生中有制、制中有生，才能运行不息、相反相成。"气有余，则制己所胜而侮所不胜。其不及，则己所不胜，侮而乘之；己所胜，轻而侮之"（《黄帝内经·素问·五运行大论》）。"有胜之气，其必来复也"（《黄帝内经·素问·至真要大论》）。"微者复微，甚者复甚，气之常也"（《黄帝内经·素问·五常政大论》）。阴阳学说注重研究气自身运动的根源和规律，阴中有阳，阳中有阴，重阴必阳，重阳必阴。无论是"阴阳往复"还是"阴阳卷舒"，都是对阴阳消长的冲突融合，引发了动静、开合、已发末发、聚散、消长、生死等多样性运动。

人体内部及人与自然也是一个阴阳冲突融合体；阴阳融突理论用来分析人体健康和疾病，阐明生命运动的根本规律。"阴平阳秘，精神乃治"（《黄帝内经·素问·生气通天论》），人生之本，本于阴阳。阴阳是人寿命的根本。人体是一个阴阳运动协调平衡的统一体，"阴阳者，血气之男女也""阴在内，阳之守也，阳在外，阴之使也"（《黄帝内经·素问·阴阳应象论》）。明代张介宾在《景岳全书·本神正》里说："阴阳之理，原自互根，彼此相须，缺一不可，无阳则阴无以生，无阴则阳无以化。"如果顺应自然规律，则身体健康，逆自然规律则身弱多病。阴阳失调则机体即可招致各种致病因素的侵袭，从而疾病丛生，而显衰老。"从阴阳则生，逆之则死，从之则治，逆之则乱。逆之则灾害生，从之则苛疾不起，是谓得道"（《黄帝内经·素问·四气调神大论》）。人体内部及人体与外界之间的平衡是阴阳运动平衡的过程，故《伤寒论》亦称"阴阳自和者，必自愈"。均认为阴阳双方是互相依存的，又可以相互转化，即阴阳相须，异用同功，阴阳协调平衡与否，是决定寿命长短的关键。张介宾《类经附翼·医易》曾论述："天地之道，以阴阳二气而造化万物；人生之理，以阴阳二气长养百骸。"所以古时圣人养生皆是遵循阴阳之理而配以四时，从而达到养生的目的。"圣人春夏养阳，秋冬养阴，以从其根，故与万物沉浮于生长之门"（《黄帝内经·素问·四气调神大论》）。因此，掌握生命阴阳运动的规律，围绕阴阳之理，进行养生，损其有余，补其不足，使阴阳复于平衡，实中有虚，刚柔相济，动静相兼，从而推迟衰老，延年益寿。

（二）和合五行

阴阳二气之间的生克制化、乘侮胜复机制，维持自然界的整体动态平衡。但是，它们自身的厚薄及彼此和合相融过程的纯杂程度有异，从而产生了五行，继而生成了天地及万物。其实从内容上看，五行学说相当于是阴阳学说的延伸和展开，认

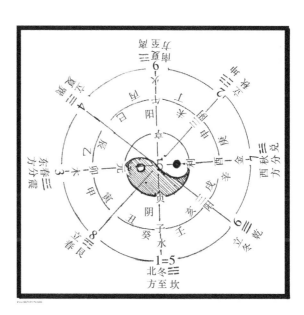

为木、火、土、金、水是构成世界万物的元素，按照比相生、间相胜的和合原则，构成了一个有机的、整体的系统。这个系统在自然界决定着天地和合之道、万物生长之理，影响着整个生物界。而我国最早的五行说见于《尚书·洪范》："五行：一曰水，二曰火，三曰木，四曰金，五曰土。水曰润下，火曰炎上，木曰曲直，金曰从革，土爰稼穑。润下作咸，炎上作苦，曲直作酸，从革作辛，稼穑作甘。"虽然这里的水、火、木、金、土还没有成为哲学本体论的范畴，但已经显现出由具体的事物通过对其性质的观察而向抽象功能方面转化的趋势，使其发展为哲学范畴成为可能。在《礼记·月令》中亦载："天地阴阳四时日月星辰五行礼义之属，故云相近也。"郑玄在注《礼记·礼运》"故圣人作则必以天地为本"一节时云："天地以至于五行，其制作所取象也。"正是有了五行的运动，才有了自然界的生长收藏，也才有了圣人模仿自然之神奇玄妙而作象的可能性，五行已经不仅仅是某个具体事物的称谓，而是相仿性质的集合，成为了一种类概念。可见，五行已经慢慢走向了本体论层面。

人与环境是一个有机整体，气有阴阳，阴阳和合而生五行，五行和阴阳结合而化生万物。中医学应用五行学说和"天人合一"论，论证了人体是一个以五脏为中心、由五行结构系统组成的有机整体，并且和天相应。"人与天地相参也"（《黄帝内经·灵枢·岁露论》）。"天地之间，六合之内，不离于五，人亦应之，非徒一阴一阳而已之"（《黄帝内经·灵枢·通天》）。"先立五形金木水火土，别其五色，异其五形之人"（《黄帝内经·灵枢·阴阳二十五人》）。可以看出，五行不仅存在于自然界中，也是人体的构成，在《黄帝内经》中出现的五官、五阅、五使、五音、五味、五色、五常、五变、五乱、五禁、五邪、五癃等其基础都是金、木、水、火、土五行。由此可见，正是有了五行之间的相生相克、乘侮胜复的作用，才成就了自然界欣欣向荣、繁茂生机的景象。

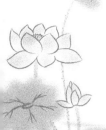

（三）五脏六腑

人的有机整体是以五脏为核心的一个极为复杂的和合体。它以五脏为主，配合六腑，以经络作为网络，联系躯体组织器官，形成五大系统。一般将人体内在的重要脏器分为脏（心、肝、脾、肺、肾）和腑（胆、胃、小肠、大肠、膀胱、"奇恒之腑"）两大类，它们的共同功能是贮藏精气。《黄帝内经·素问·五藏别论》说："所谓五脏者，藏精气而不泻也，故满而不能实。六腑者，传化物而不藏，故实而不能满也。"

五脏之所以如此重要，不仅由于五脏本身具有主导生命的功能，而且它与其他内脏、器官、组织联系紧密，并成为构成协调功能系统运作的中心，从而保证了人体生命活动稳定而有序地运行。《黄帝内经·灵枢·本脏》曰："五脏者，所以藏精、神、血、魂、魄者也。"《本神》中又言："血、脉、营、气、精神，此五脏之所藏也。"在《黄帝内经·素问·宣明五气》中有"心藏神、肺藏魄、肝藏魂、脾藏意、肾藏志"之记载。因此，五脏生理功能的平衡协调，是维持机体内在环境相对恒定的重要环节。苏东坡认为养生重点是养五脏，"是以善养生者，慎起居，节饮食，导引关节，吐故纳新。不得已而用药，则择其品之上、性之良，可以久服而无害者，则五脏和平而寿命长"（《东坡全集·上皇帝书》）。而五脏要活动，实现自身功能，必须得到其他内脏、器官、组织的协助和配合。其中，六腑的功能尤为突出："六府者，传化物而不藏，故实而不能满也"（《黄帝内经·素问·五藏别论》）。而这里的"传"包含着受纳、消化、传导、排泄等含义，也道出了六腑在维持人生命活动中的功能和作用。其中胃显得特别重要："胃者，五脏六腑之海也，水谷皆入于胃，五脏六腑，皆禀气于胃""谷始入于胃，其精微者，先出于胃之两焦，以溉五脏，别出两行，营卫之道"（《黄帝内经·灵枢·五味》）。五脏六腑的坚固，为长寿之根，而五脏六腑如若皆虚，则会加速衰老。此外，在《黄帝内经·素问·金匮真言论》《黄帝内经·素问·六节藏象论》《黄帝内经·素问·五运行大论》

《黄帝内经·素问·五常政大论》《黄帝内经·素问·宣明五气》等篇章中都将人体的脏腑、器官、组织、分泌物、情志及病理等对应了自然界的方位、季节及颜色、味道等。

　　四季变换，日月更替，以及整个自然都与人体健康是有关系的（表1）。四季春温、夏热、秋凉、冬寒的气候变化蕴涵着春生、夏长、秋收、冬藏的发展规律。季节的交替，人体各方面对气候的反应也明显不同。而疾病的产生，一方面是由于体内气血的失调；另一方面就是由于季节的变换而使机体受到影响。因此，应遵循天时变化，调养精神、饮食与起居，来适应四时的变化，达到保养精神和元气、避免病邪侵害、健康长寿的目的。

表 1　五行与自然和人体对应关系

五行	自然								人体						
	方位	季节	五气	生化	五味	五臭	五色	五音	五脏	五腑	在体	在窍	其华在	在液	在志
木	东	春	风	生	酸	臊	青	角	肝	胆	筋	目	爪	泪	怒
火	南	夏	暑	长	苦	焦	赤	徵	心	小肠	脉	舌	面	汗	喜
土	中	长夏	湿	化	甘	香	黄	宫	脾	胃	肌	口	唇	涎	思
金	西	秋	燥	收	辛	腥	白	商	肺	大肠	肤	鼻	毛	涕	悲
水	北	冬	寒	藏	咸	虞	黑	羽	肾	膀胱	骨	耳	发	唾	恐

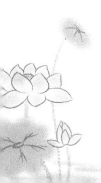

八、《易》释和合

时乘六龙乾利贞，

仙鹤鸣阴艮立坤，

灵龟离中自伸缩，

鹿兑饮泽并坎存，

鸾凤和鸣巽合比，

狮据东岳震昆仑。

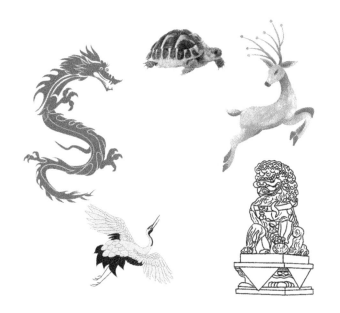

和合图

（"和合"二字由龙、鹤、龟、鹿、狮五种动物而成）

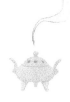

九、民间和合

（一）和合二仙

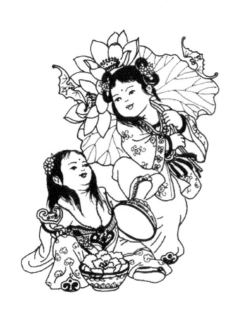

据《礼记》和《仪礼》记载，六礼为纳彩、问名、纳吉、纳征、请期、亲迎，里面蕴涵了丰富的"和合"传统。一般纳彩中含有合欢、嘉禾、双石等物品作为彩礼，然后需要媒官去问名，配合二人。《周礼·地官·媒氏》里谈到："媒氏（即媒官）掌万民之判（配合）。……中春（二月）之月，令会男女，于是时也，奔者不禁（不禁止奔）；若无故而不用令者，罚之，司男女之无夫家者而会之。"孔颖达疏"三十之男，二十之女，和合使成婚姻"之义，谓专指男女嫁娶和合之事。《焦氏易林》中亦多处说到"和合"，如卷一《履·益》："衔命上车，和合两家。蛾眉皓齿，二国不殆""可舍止，解，王德五材，和合四时，阴阳顺序，国无咎"。卷二《噬嗑·家人》："析薪炽酒，使谋求妇。和合齐宋，姜子悦喜""轩据国子民，虞叔受命，和合六亲，蒙，门户下堂与"。卷三《家人·渐》："执斧破薪，使谋求妇。和合二姓，亲御斯酒。召彼邻里，公姑悦喜"。卷四："和合于天，保下奠上，大相，蒙"。唐人李林甫、

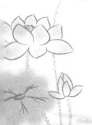

张九龄在《唐六典》中谈到"若巡门教化，和合婚姻"。清人黄生《字诂》解释"好"之字义："余谓'好'从'女'从'子'，盖和合二姓，以成配偶，所谓'好'也……言和好如婚姻也"。好字来自"和合"，故有"百年好合""天作之合"等美好祝愿。这里的"媒"意为和合二仙，是主婚姻之神。

相传唐人有万回者，因为兄长远赴战场，父母挂念而哭泣，终日以泪洗面。万回于是逐往战场探亲，把父母对他的思念转达给了哥哥，同时也把哥哥的近况带回给父母。万里之遥，朝发夕返，故名"万回"，唐高宗封其为"万回圣僧"，民间俗称"万回哥哥"。在《三教源流搜神大全》中称万回本姓为张，为"万回虢国公"。以其象征家人之和合，自宋代开始祭祀作"和合"神。和合二仙图也常悬挂于婚礼上，以示夫妻和合即生财，或言家合万事兴。此外，和合二仙表以祝寿之意，清李汝珍《镜花缘》第一回中同为王母祝寿的众神中就有"和合二仙"。清华广生《白雪遗音》所收民间小调中，《上寿》（卷一）、《庆寿》（卷三）也都提到了"和合二仙"，有"和合二仙哈哈笑，手内还将如意敲"之载。古时和合二仙的画上，还配有一句四言诗："和气乃众合，合心则事和；世人能和合，快活乐如何？"

（二）和合二圣

至清代雍正时，以唐代师僧"寒山""拾得"为和合二圣。清代医家汪汲《事物原会》记述："和合神乃天台山僧寒山拾得也。"相传，寒山为和，拾得为合。二人同是唐代国清寺的高僧。两人因喜欢吟诗唱偈而结为好友。玉皇大帝为了考验二人感情，让他们同爱白莲女，拾得临婚，寒山得悉，即离家为僧，拾得亦舍女去寻觅寒山，相会后两人俱为僧，立庙"寒山寺"。寒山、拾得原是蓬头笑面、擎鼓执棒的形象，后逐渐演变成和蔼可亲的形象：两僧一持荷花，一捧圆盒，盒盖稍微掀起，内有一群蝙蝠，从盒内飞出。"荷"与"和"，"盒"与"合"同音，取和谐好合之意，意为"和

（荷）谐合（盒）好"。清雍正时，封寒山为"和圣"，拾得为"合圣"，合称"和合二圣"或"和合二仙"。

此外，明代小说《三宝下西洋》中的和合仙童，一名千和，一名万合。兄弟俩六月三伏天买帽套，腊月数九天买扇子，结果六月降霜，腊月回阳。二人也是笑嘻嘻的形象。而清人曹楙坚有《读钱塘遗事三十首》，其三云："蓬头笑面彩衣拖，和合家家画像多。万里龙沙归不得，民间空祀万回哥。"而甚至在《正统道藏·暗符咒·太上三洞神咒·洞真部》中也有"仰启和合二圣者，语言和顺救众升""二圣者速和合摄"的记载。清《四库全书》有《寒山子诗集》二卷，约三百篇，寒山、拾得各一卷，其诗文通俗易懂，亦庄亦谐。在江苏寒山寺的大雄宝殿后壁，嵌有寒山、拾得二人木雕塑像，可见和合二圣在民间传统文化中的地位。

关于寒山、拾得的民间传说，崔小敬在《和合神论考》（《世界宗教研究》，2008 年第 1 期）一文中作了一个归纳，兹引于表2。

表2　寒山、拾得民间传说归纳

序号	人物	事件	备注
I	某乡村有二人亲如兄弟，后各起法名寒山、拾得	兄以杀猪为业，后与弟共爱一女，兄出走而弟寻之于苏州，相逢时弟折一荷，兄捧盒而出。兄起法名寒山，故寺名寒山寺，弟亦自取法号拾得	此传说广泛流传于江苏及全国，其影响与前者相关无几。唯言寒山以杀猪为业，是其与天台传说的较大差异，另江苏其他寒拾故事中也曾提及二人做过屠夫
II	寒拾俱为江苏枫桥一老和尚收养之徒弟	老和尚圆寂前分别给予寒山半本真经、一支荷花，给予拾得半本真经、一个圆盒。二人次年相传，领悟师傅之意为二人和合诵经得道，后民间为立寒山寺，并立寒拾石刻像，称为"和合二仙"	此传说称寒山生时大雪，父母亲砍柴山中几冻死，故名寒山以记其苦；拾得则为忠臣遗孤，故名拾得以免其名招灾。关于寒拾之得名及由来俱与天台传说有所不同
III	寒山为住寒岩之孤儿，拾得为国清寺僧丰干收养之孤儿	二人共爱一女，寒山出走，拾得寻之于苏州。相逢之际，寒山以荷为拾得掸尘，拾得以盒内食物与寒山分享，后二人共立寒山寺	今辽宁本溪大峡谷有二仙峰，相传寒拾未得道前居此，共爱滴水壶一女子，下同，二仙峰对面为女儿石，相信即二仙之恋人，此当为寒拾故事与当地风物相结合的产物

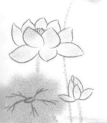

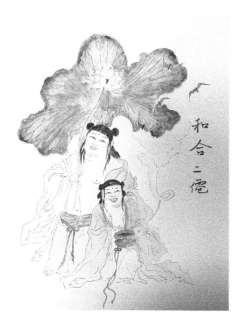
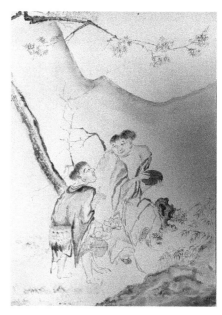

和合二仙

（三）和合仙官

和合仙官又名和合财神，一般被放到正财神身旁，作为偏财神。"利市"
语出《周易·说卦上》："（巽）为近利，市三倍。"利市三倍成了商业厚
利的专门用语，在俗语中是走运、吉利之意，又指买卖所得利润。"仙官"
语出道家典籍，是指教阶制度下有官职的神仙，《正统道藏·太平部·道
门经法相承次序》言："上市得道，省委仙官。"李淳风著、袁天罡增补的
《秘传万法归宗》卷二谓："贞观元年五月五，万同圣僧生下十。不信佛法
不信仙，专管人间和合事。和合来时利市来，眼观梨浏舞二台……万合千
和万事谐。"宋代"和合利市"的概念已较普遍，《清平山堂话本·花灯轿
莲女成佛记》中李小官就有买花来"供奉和合利市哥哥"之说，元末明初
《三遂平妖传》卷二七亦有道人乞化时唱道"招财来，利市来，和合来，
把钱来"，明朱权《荆钗记》第四十五出则有"头头利市，和合仙官，召
请必竟来临"之语，清翟灏所撰《通俗篇》引夏文彦《图绘宝鉴》云："宋

九、民间和合

嘉禾好为利市仙官，骨骼态度，俗工莫及。"故现在生意人都喜欢说"和气生财""和合利市"之类。特别是有的商人还把利市仙官图贴到门上，并配以招财童子，对联写道："招财童子至，利市仙官来。"隐喻财源广进、吉祥如意。

《三教源流搜神大全》记载有天合、地台二将，以象征天门地户之阖辟；有水火二营将，以象征春生秋煞之往来变化。他们神通广大，能驱雷役电，呼风唤雨，除瘟祛疟，保病禳灾。聚讼冤狱，能公平裁断；买卖求财，能使之宜利和合。

（四）"跳和合"

"傩"本为我国古代在万物有灵和有神论观念的基础上产生的一种驱鬼逐疫、迎神纳吉的原始巫术仪典，古人用它来逐疫驱邪、御灾捍患、观瞻崇庙、保佑祈福等。《周礼·夏官·方相氏》记载："方相氏掌傩神，熊皮四目，执戈扬盾，皆所以除疫。"而遍及皇宫和民间，并多以年终而举行的，称为"大傩"或"乡傩"。《论语·乡党》讲到"乡人饮酒，杖者出，斯出矣。乡人傩，朝服而立于阼阶"。《吕氏春秋·季冬》有"有司大傩"。古代还有随军屯戍边疆的军傩。杂傩仪式一般有"跳竹马""跳和合""跳八仙"仪式等。而随着傩舞的娱乐性增强，故不仅官方流行，也慢慢趋向民间。在"跳和合"里，其主要形式是二人对舞，并带着面具表演，其服饰鲜丽，音乐轻快，动作和谐欢快，生动逼真。整个过程既无驱鬼逐疫之意，更无面相可怖之貌，舞者为乐乐融融的面孔，翩然起舞，才气横溢，皆大欢喜，是典型的娱人之戏。而关于"跳和合"的记载，还有明万历年间郑之珍的《目连救母劝善戏文》，该剧是可铺演一百多出的连台本戏，在关目上就有"和合"，其中亦穿插"跳和合"。万历十年（1582 年）黄铤、黄铇刻本中并有"和合降福"的插图，今祁剧《目连救母》仍有"跳和合"的二人对舞，至今仍流行于安徽、江西、

和合养生十二式

（五）和合纸

"和合纸"，又称"和合神马""和合纸马"等，主要用来祈福、祭祀。《清稗类钞·物品类》说："纸马，即俗所称之甲马也。古时祭祀用牲币，秦俗用马，淫祀浸繁，始用禺马（即木马）。唐明皇渎于鬼神，王玙以纸为币，用纸马以祀鬼神，即禺马遗意。后世刻板以五色纸印神佛像出售，焚之神前者，名曰纸马。或谓昔时画神于纸，皆画马其上，以为乘骑之用，故称纸马。"赵翼《陔余丛考》卷三十（第 244 页）谓："《天香楼偶得》云：俗于纸上画神象，涂以彩色，祭赛既毕，则焚化，谓之甲马。以此纸为神所凭依，似乎马也。……然则昔时画神像于纸，皆有马以为乘骑之用，故曰纸马也。"两宋时，江浙一带城市里都设有专门印刷和出售纸马的"纸马铺"，应属扎彩业。《搜神广记》上说："买卖求财，公能使之宜利和合。""和合纸"实即在纸上画上"和合喜神"，在嫁娶新婚良日良时供烧化之用，以祈求夫妻恩爱、和和美美，而和合纸一般不说"买"一份，而是"请"，"请"和合喜神，"化"和合纸马。

（六）和合祥物

清人顾禄《清嘉录》卷十二记吴地风俗，年夜时"或剪人物为寿星、和合、招财进宝、麒麟送子之类，多取吉谶，号为柏子花"。很多地区过年的时候，要贴"和合二仙"年画，或用彩纸剪成和合之形，贴挂在门窗上。江南地区更是如此，很多人家习惯在单扇门上贴一圆形和合，称之为"一团和气"，象征着"和合双全""百事和合"等，以此蕴涵了人们对和平安乐生活的渴望与祝愿。民间年画除了《和合二仙》《和合赐神》外，还有与其他神仙共祈之图，如《和气致祥一品当朝》《和合二仙状元及第》

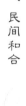

《赐福财神》《岁朝图》，等等。此外，还有诸多成语，都蕴涵着和合的美好祝愿，如百年好合、珠联璧合、朝升暮合、揣合逢迎、道合志同、道同契合、道同义合、钿合金钗、六合之内、契合金兰、千载一合、中外合璧、九合一匡、同心合德、同心合胆、同心合力、同心合意、情投意合、情投契合、日月合璧、情孚意合，等等。

（七）和合图

《和合图》由中国人民大学徐悲鸿艺术学院院长、徐悲鸿之子徐庆平教授与鄙人（本书作者）共同创作。此画于 2005 年 7 月赠送给郁慕明先生。

古代文化讲究要达到和谐即天人合一的境界，和生万物。从"和"的意义讲，应该是和平、和谐、和睦。"合"是合作的合。中国的思想由"和"而来，"和"是中国文化的根本精神和首要价值。"和合"起源于先秦，后有"万回哥哥"回家的典故，赠送之意是企盼两岸能早日统一。而表现"和合"的年画在民间也非常普及，年画上两个可爱的小孩，一人手持荷花，代表"和"的意思；一人拿盒子，谐"合"之音，盒中飞出五个蝙蝠，代表五福，也有家和万事兴、百年和好、和谐吉祥之意。将此画赠与台湾友人，亦是寄托着中华民族幸福安宁、和谐合好的美好理想。

（八）百合

百合花其名称的由来，出自《神农本草经·卷二·中经》，系因其鳞茎由许多白色鳞片层环抱而成，又可治百合病而得名，"百合，味甘平。主邪气腹胀心痛，利大小便，补中益气。生川谷。《吴普》曰：百合，一名重迈，一名中庭。生冠朐及荆山（《艺文类聚》引云：一名重匡）。《名医》曰：一名重箱，一名摩罗，一名中逢花，一名强瞿。生荆州川谷。二月、

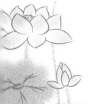

八月采根，曝干。案《玉篇》云：蹯，百合蒜也。"又因多层重叠状如莲花，因而取"百年好合"之意命名，具有百年好合、美好家庭、伟大的爱之含意，是爱情、婚礼祝福等代表话语。百合还是浙江省湖州市的市花，象征着"百年和合"。

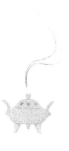